Junaid Attar
U. Krishna Kumar
Shwetha Kumari Poovani

Seleção de sombra

Junaid Attar
U. Krishna Kumar
Shwetha Kumari Poovani

Seleção de sombra

ScienciaScripts

Imprint

Cover image: www.ingimage.com

This book is a translation from the original published under ISBN 978-620-6-77433-4.

Publisher:
Sciencia Scripts
is a trademark of
Dodo Books Indian Ocean Ltd. and OmniScriptum S.R.L publishing group

120 High Road, East Finchley, London, N2 9ED, United Kingdom
Str. Armeneasca 28/1, office 1, Chisinau MD-2012, Republic of Moldova, Europe
Printed at: see last page
ISBN: 978-620-8-23186-6

Índice

INTRODUÇÃO

"A coloração é a luz do sol da arte, que reveste a pobreza de sorrisos e torna agradável a perspetiva da própria nudez, ao mesmo tempo que aumenta o interesse e duplica o encanto da beleza."[1]

A cor é provavelmente um dos determinantes mais importantes da estética em medicina dentária. A cor é um critério básico segundo o qual os materiais dentários são classificados como estéticos ou inestéticos. Ao contrário dos outros determinantes essenciais da estética (forma, tamanho e posição do dente), que não devem ser difíceis de harmonizar com os restantes dentes naturais e/ou com o rosto do paciente, a correspondência e reprodução da cor apresenta uma tarefa relativamente complexa.[2]

"A correspondência da cor do dente é o passo clínico mais importante durante o tratamento protético."[3]

Já em 1611, a cor foi apresentada como uma entidade tridimensional por Sigried Forsius. Desde essa altura, foram criados numerosos sistemas e utilizadas numerosas abordagens para explicar a propriedade tridimensional. A natureza tridimensional da forma - comprimento, largura e altura - é um conceito familiar, mas a natureza tridimensional da cor (sendo a cor uma propriedade abstrata que é) não é tão facilmente compreendida.[4]

A verdade básica da afirmação de Clark: "A cor, tal como a forma, tem três dimensões, mas estas não são de uso geral. A muitos de nós não foram ensinados os seus nomes, nem as escalas da sua medição. Por outras palavras, nós, como dentistas, não estamos educativamente equipados para abordar um problema de cor", continua a ser válida.[4]

A cor é complexa e engloba tanto fenómenos subjectivos como objectivos, mas existem leis da cor, tal como existem outras leis na natureza. A nossa perceção da cor é aceite como subjectiva, e os problemas na sua medição podem ser antecipados. Num esforço para traduzir os factos *físicos* da cor, como a medição da reflectância em função do comprimento de onda, para os factos *psicológicos* (ou seja, perceptivos) da cor, a ciência da medição da cor (colorimetria) estabeleceu um método *psicofísico* internacional de especificação da cor que inclui um observador padrão e fontes de luz padronizadas.[4]

"A cor não é importante para o sucesso fisiológico de uma restauração dentária, mas pode ser o fator de controlo na aceitação global pelo paciente."[3]

Atualmente, a abordagem de um problema de correspondência de cores é um pouco diferente do que era na altura. A investigação e a formação tornaram possível uma abordagem planeada e uma melhor compreensão dos problemas envolvidos. Atualmente, os profissionais que fazem a correspondência de cores apreciam melhor o papel do observador humano, as diferenças entre as fontes de luz, a análise das superfícies, o efeito da cor adjacente ou do fundo e os muitos outros aspectos da correspondência de cores que entram na avaliação final do cérebro.[4]

Existem ou podem ocorrer numerosas inadequações e inconsistências nestes procedimentos, tais como padrões de cor dentária deficientes (guias de cor), discordância de cor entre camadas de porcelana, variações de cor do lote, deficiência de cor clínica, falta de educação e formação em matéria de cor, condições e método de correspondência de cor inadequados, comunicação de cor deficiente e reprodução de cor imprecisa. Existe uma forte ligação causal entre estes factores mencionados, que, por vezes, resultam na falta de correspondência das cores das restaurações. Opiniões e resultados controversos sobre a influência do género do clínico e dos anos de prática na qualidade da correspondência de cores tornam as coisas ainda mais complicadas.[2]

Apesar destas limitações, a combinação olho-cérebro humano consegue detetar diferenças muito pequenas na cor entre dois objectos. Com o tempo e os avanços, o erro humano na determinação da cor está a ser minimizado e não estão longe os dias em que a correspondência exacta da cor de um dente pode ser visualizada com precisão.

REVISÃO DA LITERATURA

Esta revisão apresenta vários estudos sob os títulos de cor - física e fisiologia, factores clínicos e laboratoriais que afectam a seleção da tonalidade e técnicas/dispositivos de medição da tonalidade.

COR - FÍSICA E FISIOLOGIA

Saleski[5] (1972) condensou as variáveis da cor em 3 categorias básicas: variáveis do observador, variáveis do objeto e variáveis da fonte de luz. Para controlar as variáveis normais do observador, o autor considerou necessário controlar a forma como um objeto iluminado é apresentado ao observador.

O olho é facilmente "enganado" quando espécimes semelhantes em termos de forma, composição e textura são observados em condições diferentes. Este fenómeno é conhecido como metamerismo geométrico ou correspondência condicional de cores, quando as diferenças de superfície ou de textura dos materiais produzem uma diferença de cor aparente entre duas cores que, de outro modo, seriam idênticas. A luz ideal deve ter um conteúdo de cor completo, ter uma intensidade adequada, ser confortável para os olhos e ser normalizada. A luz do dia é o elemento natural dos olhos e, por conseguinte, o padrão com o qual todas as fontes estão relacionadas.

Concluiu-se que, utilizando os conhecimentos disponíveis e as ferramentas de controlo da cor, o prostodontista pode produzir com sucesso restaurações esteticamente agradáveis.

Barghi et al.[6] (1985) avaliaram a influência da intensidade da luz na capacidade de discriminar diferenças de cor dentro da gama de cores dos dentes naturais.

As diferenças entre as várias intensidades de luz, tanto para a tonalidade como para o croma, não foram estatisticamente significativas, quer para o defeito normal quer para o defeito cromático. Não foram registadas diferenças estatísticas para a resposta de indivíduos com menos de 10 anos de experiência ou com mais de 10 anos. Não se registou qualquer diferença estatística para o protésico em relação a outro especialista. Não se registaram diferenças estatísticas quando as respostas foram comparadas para determinar se a aprendizagem ocorreu como resultado da experiência de teste anterior.

Donahue et al.[7] (1991) realizaram um estudo sobre a discriminação da cor da sombra por homens e mulheres e chegaram à conclusão de que as mulheres não concordam mais umas com as outras do que os homens na seleção da sombra. As mulheres concordaram mais umas com as outras quando utilizaram a fonte de luz VitaLumin.

Não foi encontrada nenhuma diferença estatisticamente significativa na concordância dos homens relativamente às três fontes de luz e às duas guias de sombra (nenhuma fonte de luz e guia de sombra em particular melhorou a concordância dos homens). Em média, 63% dos homens e 58% das mulheres concordaram com a escolha do índice de valor. A diferença é pequena e apenas ligeiramente significativa.

Wasson e **Schuman**[8] (1992) efectuaram um estudo sobre a prevalência de anomalias da visão cromática e sugeriram percursos alternativos para o indivíduo com defeitos de visão cromática.

Todos os indivíduos do sexo feminino apresentaram uma visão cromática normal. Sete indivíduos do sexo masculino (9,3%) apresentaram um defeito de visão cromática, demonstrando a natureza ligada ao sexo desta doença. Relativamente à raça dos indivíduos, não foi encontrada qualquer relação.

Foram propostos três percursos alternativos para os indivíduos que apresentaram resultados positivos para o defeito da visão cromática:

1. Um curso ou cursos formais de educação e formação em cores para dentistas e assistentes dentários.
2. O desenvolvimento de um pessoal formado em correspondência de cores e discriminação de tons de dentes.
3. Desenvolvimento de instrumentos colorimétricos.

De acordo com **Braunwald** et al.[9] (2001), a retina contém 3 classes de cones com pigmentos visuais de diferentes picos de sensibilidade espetral: vermelho (560nm), verde (530nm) e azul (430nm). Os pigmentos dos cones vermelho e verde estão codificados no cromossoma X; o pigmento do cone azul no cromossoma 7. As mutações do pigmento azul do cone são extremamente raras. Uma mutação dos pigmentos vermelho e verde causa daltonismo congénito ligado ao X em 8% dos homens.

Os indivíduos afectados não são daltónicos; pelo contrário, diferem dos indivíduos normais na forma como percepcionam a cor e como combinam as luzes primárias monocromáticas para obter uma determinada cor. Os tricromatas anómalos têm três tipos de cones, mas uma mutação num pigmento do cone (normalmente vermelho ou verde) provoca uma mudança no pico da sensibilidade espetral, alterando a proporção de cores primárias necessárias para obter uma correspondência de cores. Os dicromatas têm apenas 2 tipos de cones e aceitam uma correspondência de cores baseada apenas em duas cores primárias. Os tricromatas e dicromatas anómalos têm acuidade visual de 6/6, mas a sua discriminação de matizes é prejudicada. As placas de cor Ishihara podem ser utilizadas para detetar o daltonismo vermelho-verde. As placas de teste contêm um número oculto, visível apenas para os indivíduos com confusão cromática, que é o daltonismo vermelho-verde.

As placas de Ishihara são frequentemente utilizadas para detetar defeitos adquiridos da visão cromática, embora se destinem a ser um teste de despistagem do daltonismo congénito. Os defeitos adquiridos da visão cromática resultam frequentemente de doenças da mácula ou do nervo ótico. Por exemplo, os doentes com um historial de neurite ótica queixam-se frequentemente de dessaturação das cores muito depois de a sua acuidade visual ter voltado ao normal.

O daltonismo também pode resultar de acidentes vasculares cerebrais bilaterais envolvendo a porção ventral do lobo occipital (acromatopsia cerebral). Estes doentes só conseguem percecionar tons de cinzento e podem também ter dificuldade em reconhecer rostos (prosopagnosia). Os enfartes do lobo occipital dominante dão por vezes origem a anomia cromática. Os doentes afectados conseguem discriminar as cores, mas não conseguem nomeá-las.

FACTORES CLÍNICOS E LABORATORIAIS QUE AFECTAM A SOMBRA

Barghi e **Richardson**[10] (1978) efectuaram um estudo sobre vários factores que influenciam a cor da porcelana ligada e concluíram que as cores da porcelana ligada a metal não eram influenciadas pelos tipos de metais preciosos utilizados e que as cores da porcelana ligada a metal permaneciam estáveis após seis vidragens e sofriam apenas ligeiras alterações após nove cozeduras.

Crispin e **Caputo**[11] (1979) efectuaram um estudo para comparar a estabilidade da cor de materiais de restauração provisórios. Chegaram à conclusão de que os materiais rugosos escureciam significativamente mais do que os materiais polidos. Não houve diferença estatisticamente significativa na quantidade de coloração entre as amostras curadas ao ar e as curadas sob pressão.

Os materiais de metacrilato de metilo demonstraram o menor escurecimento, seguidos de perto pelo material de metacrilato de etilo e metilo. O material de metacrilato de vinil-etilo escureceu consistentemente mais em 14 e 30 dias e significativamente mais em 60 dias. O material de epimina foi consistentemente o menos estável em termos de cor e apresentou uma quantidade significativamente maior de escurecimento.

Jorgenson e **Goodkind**[12] (1979) efectuaram um estudo espetrofotométrico de cinco tons de porcelana relativamente às dimensões de cor, espessura da porcelana e cozeduras repetidas. Os resultados do seu estudo mostraram que as cozeduras repetidas não afectaram a estabilidade da cor de nenhum tom testado após as cozeduras. A espessura da porcelana afecta significativamente a cor de uma determinada amostra de porcelana. O aumento da espessura permite obter melhores resultados. Por conseguinte, é encorajada a redução máxima do dente sem violar a integridade pulpar.

Todas as cores ceramco testadas parecem ter uma estabilidade de cor comparável. Entre as 3 dimensões da cor, o valor foi o mais crítico - os valores mais baixos (mais escuros) devem ser incluídos pelo menos até 6,00 para incluir mais da área do espaço de cor ocupada pelos dentes naturais. As gamas de tonalidades devem incluir a região YR. Os cromas mais elevados devem ser incluídos nos guias de cor para realçar as diferenças de tonalidade em cromas idênticos.

Barghi[13] (1982) efectuou um estudo para determinar o efeito de cozeduras repetidas na cor e no vidrado de quatro tipos de porcelana aplicados às ligas preciosas e não preciosas recomendadas pelos fabricantes. Os resultados revelaram que as cozeduras repetidas, até nove vezes, não afectam visivelmente a cor da porcelana.

A cozedura repetida pode causar a redução e a perda do autoglaze na porcelana. As recomendações do fabricante da porcelana para a seleção da liga não melhoram a cor nem o autoglazeamento da porcelana ligada ao metal.

Dykema Ronald et al.[1] 4 (1986) delineou diretrizes para a seleção clínica de cores: envolve a comparação visual direta de diferentes amostras de cores que estão presentes num guia de cores com os dentes naturais e a determinação da que melhor corresponde aos dentes. As luzes normalmente encontradas no consultório dentário são a luz incandescente e a luz fluorescente fria. Na sala de operações dentárias, a luz incide sobre uma variedade de objectos no ambiente circundante e é reflectida. As roupas de cores vivas do dentista ou do doente podem refletir cores indesejáveis no ambiente de seleção. O batom usado pelo doente deve ser removido para não interferir com a perceção da cor. Um cinzento claro é o fundo ideal para a correspondência de cores, de acordo com a American Society for Standard Testing and Materials e o Inter-society Color Council. Recomenda-se o uso de pastéis de alto valor para o ambiente, enquanto se evita o uso de croma elevado. A parte do teto que não é ocupada pelo sistema de iluminação deve ser branca ou esbranquiçada, com um valor igual ou superior a 9. Os pavimentos devem ter um valor igual ou superior a 6 e um croma inferior a 3.

À medida que o dente desidrata, o seu valor aumenta. Quando esta situação se verifica, deve permitir-se que o doente feche a boca entre as comparações, para que os dentes possam ser humedecidos passando a língua sobre eles.

Sorensen e **Torres**[15] (1987) apresentaram uma abordagem sistemática simplificada para a seleção de cores, métodos melhorados de comunicação e procedimento de aplicação de porcelana. Ao comparar a gama de espaço de cor para guias de cor disponíveis e dentes naturais, verificou-se que os guias de cor disponíveis não cobriam o volume de espaço de cor necessário. Não existia uma disposição lógica ou sistemática dos separadores e existiam agrupamentos e duplicações de cores em algumas áreas do espaço de cor e espaços vazios noutras regiões.

Os autores propuseram as seguintes diretrizes para a seleção da cor e da tonalidade: criar um ambiente neutro para a seleção da tonalidade. Pedir ao doente que retire o batom ou a maquilhagem brilhante. Cobrir o doente com uma cobertura de cor neutra. Colocar a boca do doente ao nível do olho do dentista. Fazer a seleção da cor no início da consulta, antes de os olhos estarem cansados dos procedimentos dentários.

Efetuar comparações rápidas de tonalidades durante não mais de 5 segundos para evitar a fadiga dos cones na retina. Olhar para um cartão azul ou para um guardanapo do doente entre cada avaliação de cor. Avaliar os níveis de valor com os olhos semicerrados. Desfazer os pescoços dos separadores de cor, uma vez que estes têm uma coloração extrínseca intensa e podem perturbar a determinação da cor. Selecionar uma tonalidade com um croma mais baixo e um valor mais elevado se não for possível fazer corresponder a tonalidade com precisão.

Sorensen e **Torres**[16] (1987) delinearam métodos para a documentação e comunicação da informação necessária para obter restaurações estéticas de cerâmica metálica em harmonia com a dentição natural, que incluem um meio de registar e comunicar a textura da superfície, um formulário de prescrição que funciona como um sistema coordenado com o sistema de tabela de indicadores de cor.

Ao dispor de vários conjuntos de separadores de textura de superfície, o dentista pode fazer corresponder e registar o separador de textura de superfície adequado e incluir o separador com o molde de estudo. Os autores defenderam a utilização de um formulário de prescrição estética. Esta permite ao dentista registar os desejos estéticos do doente em termos de cor e disposição dos dentes.

Certas ligas metalo-cerâmicas alteram a cor final da porcelana colada. **Crispin** et al.[17] (1991) efectuaram uma análise colorimétrica diferencial nas fases de porcelana opaca e dentinária com cinco tipos principais de ligas metalo-cerâmicas. A estabilidade de cor da porcelana sobre as ligas metálicas de alto teor de nobreza resultou em alterações significativas de cor apenas na porcelana dentinária.
As maiores alterações de cor verificaram-se com a liga paládio-prata, que resultou numa maior saturação amarelo-verde. A liga de níquel-crómio também produziu uma alteração de cor, embora não tão grave, resultando num tom de porcelana com um valor reduzido ou leveza.
Os resultados deste estudo sugerem que o tipo de estrutura da liga utilizada no fabrico de restaurações metalo-cerâmicas pode afetar significativamente a cor resultante. A seleção da cor ou do material de porcelana pode ter de ser modificada para acomodar estas alterações de cor, particularmente quando são utilizadas ligas à base de paládio-prata e níquel-crómio.
Gron et al.[18] (1992) estudaram as diferenças de cor entre a porcelana cozida e as guias de cor.

A cor dos dentes de guias de cor personalizados, preparados por dois operadores a partir de seis cores de quatro marcas de porcelana, foi comparada com a cor de uma guia de cor mestre Vita. Concluíram que a diferença média de cor (3,0 e 2,8 para cada um dos dois operadores) excedia o limite de aceitação proposto para as guias de cor dentárias. A diferença de cor entre os dentes feitos pelos dois operadores não foi significativamente afetada pelas marcas ou cores.

Goodkind e **Loupe**[19] (1992) apresentaram os resultados de um inquérito realizado em 1988 pelo comité de cor e correspondência de cores do Colégio Americano de Dentisteria Protética. Foi elaborado um questionário de três páginas composto por 49 itens. Algumas perguntas solicitavam a estimativa do número de horas dedicadas ao ensino da cor.

Perguntou-se aos educadores se utilizavam sistemas de ordenação de cores e textos sobre a cor. O resultado deste estudo mostrou que é necessário dar mais ênfase à teoria da cor nos currículos de licenciatura. A maioria dos inquiridos indicou a necessidade de um guia de cores mais sistemático. Mais de metade das escolas de medicina dentária não dispunham de um ambiente de cor equilibrada.

Miller[1] (1993) defendeu a utilização de técnicas científicas e subjectivas para descrever e duplicar a cor dos dentes.

O autor defendeu o controlo da qualidade da luz, da intensidade e do ambiente para uma correspondência de cores precisa. Na sala de tratamento, devem ser evitadas as cores vibrantes e altamente reflectoras e devem ser preferidas as cores suaves e neutras.

A luz artificial deve cumprir os seguintes critérios. Temperatura de cor de 55000 K, índice de radiação de cor de 90+ e intensidade de 200 a 300 velas de pé a 30 polegadas do chão. A temperatura de 55000 K é considerada padrão porque se aproxima da luz do dia padrão, que é definida nos EUA como a luz disponível em Washington D.C. durante o mês de junho, entre as 12:00 e as 13:00, com um céu ligeiramente nublado.

Barna et al.[20] (1993) efectuaram um estudo para determinar a influência da intensidade da luz na perceção da cor dentro da gama de cores dos dentes naturais. Os autores concluíram que a intensidade da iluminação do consultório não é crítica para a correspondência das cores dos dentes. Na iluminação do consultório, deve ser dada maior atenção ao conforto do operador em termos de contraste, ou seja, o rácio entre a tarefa e a luz ambiente. Se o rácio for demasiado elevado, pode levar à fadiga ocular. Olhar de um campo muito iluminado para uma sala de operações pouco iluminada pode causar fadiga ocular. Foi demonstrado que a discriminação de cores pode ser aprendida e que o indivíduo pode ser treinado na correspondência de cores.

Shillingburg et al.[21] (1997) enumerou 3 factores dos quais a cor depende. São eles: o observador, o objeto e a fonte de luz. Cada um destes factores é uma variável e quando qualquer um deles é alterado, a perceção muda.

A chave para o sucesso das restaurações com aspeto natural é uma abordagem de equipa por parte do técnico e do dentista. Muitas vezes, o ceramista não participa na seleção da cor, pelo que é imperativo que o dentista comunique informações detalhadas ao técnico.

Os métodos utilizados para transmitir os diferentes factores incluem uma autorização de trabalho escrita com a idade e o sexo dos pacientes, um diagrama de cores detalhado, moldes de diagnóstico e de trabalho e fotografias.

Wee et al.[2] 2 (2002) efectuaram um estudo para avaliar a variação de cor entre a cor pretendida e a cor fabricada da porcelana dentária. Neste estudo, foram utilizados os sistemas Vita Lumin, Vitapan 3D Master e Shofu Shade Eye.

Os autores concluíram que a determinação da cor, quer seja visual ou baseada em computador, pode não levar à produção de uma restauração de porcelana com uma correspondência de cor clinicamente aceitável. A melhor replicação da cor da porcelana dentária pode ser obtida com um sistema de correspondência de cores semelhante à restauração de porcelana que está a ser combinada.

De acordo com **Kenneth**[23] (2004), a cor e a aparência de um objeto devem ser descritas no espaço de cor 3-D através da medição da tonalidade, do valor e do croma. Para objectos que difundem e reflectem a luz, o valor é a claridade ou escuridão de uma cor, que pode ser medida independentemente da tonalidade.

A análise espectrofotométrica de guias de cores comerciais demonstrou a ausência de grandes regiões de matiz, valor e croma quando comparadas com o espaço de cor determinado a partir de medições de dentes humanos. Porque a distribuição espetral da luz reflectida ou transmitida através de um objeto depende do conteúdo espetral da luz incidente. A aparência de um objeto depende bastante da natureza da luz através da qual é visto.

Se possível, a correspondência de cores deve ser efectuada sob duas ou mais fontes de luz diferentes, uma das quais deve ser a luz do dia, e os procedimentos laboratoriais devem ser realizados sob as mesmas condições de iluminação. A seleção das cores do dente ou da restauração deve ser feita no início de uma sessão clínica, antes que os olhos do operador fiquem cansados. Limpar com pedra-pomes os dentes envolvidos se houver manchas extrínsecas. Recomenda-se que não se utilize a luz do consultório para a seleção da cor.

TÉCNICAS/APARELHOS DE MEDIÇÃO DE SOMBRAS

Sproull[24] (1973) realizou um estudo para explorar a natureza tridimensional da cor e a terminologia correta. Descobriu que, para a correspondência de cores em medicina dentária, o sistema de ordem de cores de Munsell é o sistema de eleição que foi concebido para cumprir os requisitos do espaço de cores ideal. A ordem de cores de Munsell pode ser associada a uma esfera ou a um cilindro. Um eixo incolor estende-se através do centro, branco puro na parte superior e preto puro na parte inferior.

As cores (tonalidades) estão dispostas em torno deste eixo e, dentro de cada tonalidade, as cores estão dispostas de acordo com a sua claridade ou escuridão (valor) e a sua pureza de força (croma).

O objetivo pretendido ao organizar as cores de acordo com os atributos psicológicos de matiz, valor e croma era criar um espaço de cor ideal com uma diferença constante e perpetuamente igual entre qualquer cor e qualquer cor à sua volta.

Sproull[4] (1973) afirmou: "Os principais requisitos para qualquer guia de cores incluem uma disposição lógica no espaço de cores e uma distribuição adequada no espaço de cores". Um guia de cores baseado no sistema de ordem de cores de Munsell poderia cumprir estes requisitos.

Um espaço de cor "ideal" é aquele em que cada cor é o centro de uma esfera de cor e as cores mais próximas a rodeiam.

Um guia de cores aceitável, baseado no volume do espaço cromático dos dentes naturais, deve abranger as coordenadas estabelecidas pelos dentes naturais, ser organizado de forma lógica e ter pontos de dados suficientes para preencher o volume total.

O autor recomenda o aumento da investigação sobre problemas de cor em medicina dentária e o estabelecimento de um curso abrangente sobre cor no currículo pré-dentário ou dentário.

Rudd et al.[2] 5 (1986) descreveram em pormenor os guias de tonalidade e a sua utilização na determinação da tonalidade. Observaram que um termo mais correto para guia de cor seria "padrão de cor", uma vez que na literatura sobre cor "cor" tem pelo menos sete significados diferentes. As guias de cor têm sido um elo fraco numa abordagem ordenada da correspondência de cores em medicina dentária.

Os caninos são a melhor pista para corrigir a tonalidade, uma vez que têm o croma mais forte para essa tonalidade. Quanto maior for o croma, mais fácil é identificar a tonalidade. A dimensão da cor mais fácil de identificar é o valor.

Os autores concluíram que, até estarem disponíveis sistemas de porcelana com guias de cor adequados, o dentista e o técnico de laboratório dentário devem aprender a sobreviver com as guias de cor disponíveis.

Goodkind e **Schwabacher**[26] (1987) efectuaram um estudo utilizando um colorímetro de fibra ótica para medições de cor in vivo de 2830 dentes anteriores e concluíram que os dentes não têm uma cor única e uniforme.

A zona média parece representar melhor a cor do dente. As zonas incisal e cervical parecem ser mais afectadas pelo ambiente que as rodeia. As mulheres têm, em média, dentes mais claros, menos saturados e menos avermelhados. Os dentes tendem a tornar-se mais escuros e avermelhados com o avançar da idade. Os caninos são mais escuros do que os incisivos e os incisivos centrais superiores apresentam os valores mais elevados em todas as localizações.

Schwabacher e **Goodkind**[27] (1990) efectuaram um estudo para visualizar a distribuição da cor dos dentes naturais na configuração sólida tridimensional descrita pelas coordenadas de Munsell. O objetivo do estudo era identificar a falta de coordenação entre os guias de cores populares e a cor real dos dentes.

Os resultados deste estudo mostraram que a gama de tonalidades dos dentes estava limitada ao amarelo/amarelo-vermelho. Os intervalos da gama de valores eram muito pequenos porque o olho sem ajuda pode diferenciar estas variações. Traçando a tonalidade, o valor e o croma para os dentes naturais, a configuração dos pontos assumiu a aparência de um "peixe tipo linguado a nadar numa inclinação vertical através do espaço tridimensional de Munsell em direção a um ponto elevado no eixo neutro". Esta configuração, que representa os dentes in vivo no espaço cromático, sugere que se poderia montar uma tonalidade representativa semelhante em número às guias actuais, porque a tonalidade, o valor e o croma não são independentes.

Os autores concluíram que os pontos de marcação da cor não representavam os dentes. As guias de cor eram deficientes nas suas tonalidades mais escuras. As guias de cor eram deficientes nos tons mais escuros e vermelhos, bem como nos dentes mais claros, amarelos e mais saturados. A maioria das guias de cores tendia a ser amarela. É necessário desenvolver novas guias de cores para introduzir cores anteriormente não disponíveis.

Exner[28] (1991) investigou a previsibilidade da cor (matiz, valor e croma) em três superfícies ilustradas de folheados cerâmicos e até que ponto os laminados podem ser adaptados à cor através da utilização de corantes e opacos na superfície de encaixe.

Foram encontradas discrepâncias significativas na correspondência de cor final. Após a coloração, obteve-se uma melhoria acentuada que apresentava menos croma e mais valor do que o solicitado ao técnico de prótese dentária. É fácil alterar o produto final ao lado da cadeira se os tons forem mais claros (maior valor). As colorações subjacentes podem melhorar a correspondência de cores, especialmente quando a porcelana é de valor inferior.

Pizzamiglio[29] (1991) descreveu uma solução útil para o problema da correspondência da cor das restaurações cerâmicas com a cor das dentições naturais. A técnica consistia em escolher separadamente a tonalidade, o valor e o croma. Os instrumentos utilizados foram duas guias de cor e dois anéis de separadores, um contendo botões queimados de porcelana de dentina e outro de porcelana de esmalte.

O autor corroborou a observação de que a escolha do valor é mais importante do que a escolha da tonalidade, especificamente ao escolher a porcelana opaca. A cor da porcelana opaca foi determinada selecionando primeiro o valor, enquanto as tonalidades da porcelana da dentina e do esmalte foram determinadas selecionando primeiro a tonalidade e depois o croma.

Sawafuji et al.[30] (1993) efectuaram um estudo utilizando um sistema de correspondência de cores por computador (CCM) na reprodução de cores de amostras de porcelana com camadas estratiformes.

Foram efectuadas medições espectrofotométricas para o cálculo de fórmulas de correspondência de cores por computador e foram fabricadas amostras de porcelana com correspondência de cores por computador para reproduzir com precisão a cor de amostras de porcelana estratiforme. Nas condições deste estudo, foram tiradas as seguintes conclusões: a cor das amostras-alvo e das amostras com correspondência de cor por computador eram visualmente indistinguíveis e as curvas de reflectância eram muito semelhantes. É possível uma reprodução exacta da cor para o fabrico de amostras de porcelana estratificada utilizando o sistema CCM.

Sato et al.[31] (1994) descreve o desenvolvimento de um espetrofotómetro sem contacto recentemente modificado para uso clínico. O instrumento é capaz de medir com precisão a cor dentro das pequenas áreas (1x2mm) de um dente. Este espetrofotómetro utilizou uma geometria de $45^0/0^0$, uma lâmpada de halogéneo de 150W e fibra ótica para focar a luz, juntamente com uma lente com uma distância focal de 85mm. Foi adicionada uma plataforma móvel ao aparelho para digitalizar e medir automaticamente a cor de áreas específicas. A repetibilidade a curto prazo indicou que a diferença de cor ΔE era de aproximadamente 0,15.

Kubelka e Munk desenvolveram uma teoria de reflectância de uma camada translúcida sobre um suporte. Os pressupostos da teoria de Kubelka Munk (K-M) são a iluminação difusa da amostra, a orientação aleatória e a distribuição uniforme dos elementos de dispersão, e a ausência de reflexões na superfície do material translúcido. **Davis** et al.[32] (1994) aplicaram a teoria K-M para prever os parâmetros de cor da porcelana de revestimento em vários suportes, utilizando medições colorimétricas. Os valores de reflectância observados e previstos apresentaram uma correlação elevada ($r^2 \geq 0,93$ para cada tonalidade de porcelana). A teoria de Kubelka-Munk oferece uma previsão exacta dos parâmetros de reflectância colorimétrica resultantes da porcelana de revestimento colada a suportes de várias cores.

Douglas[33] (1997) examinou a precisão da colorimetria in vivo em dentes. Com base nos dados obtidos no estudo, foram tiradas as seguintes conclusões.

O colorímetro Minolta CR-321, equipado com um dispositivo de posicionamento personalizado, pode ser utilizado para a medição intra-oral das alterações longitudinais da cor dos dentes. A medição colorimétrica in vivo da cor dos dentes incisivos é fiável. Os observadores não treinados podem ser facilmente treinados para avaliações colorimétricas dos dentes incisivos centrais superiores com fiabilidade semelhante à de um examinador experiente.

Quando houver mais do que um examinador, as medições diferenciais dos dentes devem ser efectuadas pelo mesmo examinador para evitar a variabilidade causada por diferenças na precisão interexaminadores.

Douglas e **Brewer**[34] (1998), utilizando o sistema colorimétrico CIELAB, estudaram a relação entre as diferenças de cor medidas instrumentalmente (ΔE) e a avaliação do observador humano das diferenças de cor em coroas metalo-cerâmicas.

Foram mostrados aos sujeitos pares de coroas metalo-cerâmicas cuja diferença de cor variava entre indistinguível e óbvia. Os sujeitos tentaram discutir uma diferença na cor de cada par e indicaram a aceitabilidade clínica da diferença de tonalidade entre os pares de coroas.

Concluíram que os limiares de aceitabilidade estavam dependentes da cromaticidade. Os observadores foram mais sensíveis e críticos em relação às coroas cuja cor diferia em vermelhidão do que em relação às coroas cuja cor diferia na mesma medida em amarelo.

De acordo com **Okubo** et al.[3] 5 (1998), a correspondência visual da cor para determinar as tonalidades em medicina dentária é inconsistente e pouco fiável. Se fosse exacta, a medição instrumental da cor dos dentes forneceria dados objectivos e quantificados para fazer corresponder os dentes naturais aos guias de cor clínicos.

Os autores avaliaram e compararam a capacidade de um novo colorímetro computorizado e de um teste visual simples para fazer corresponder dentes com guias de cor de cerâmica.

Um colorímetro computorizado (Colortron II) equipado com um guia de posicionamento foi utilizado para medir os 3rd médios de cada dente guia de cor. A exatidão de um novo colorímetro na correspondência de dentes com guias de cor de porcelana foi apenas ligeiramente melhor. Concluíram que, embora o olho humano seja o árbitro final, o sucesso na construção e comunicação da cor pode ser melhor alcançado através da combinação de técnicas artísticas tradicionais com a ciência da colorimetria.

Foi realizado um estudo por **Paravina** et al.[3] (2002) para analisar os parâmetros de cor e a compatibilidade de cor de duas guias de cor e propôs diretrizes clínicas. No estudo, foi efectuada a análise colorimétrica de duas guias de cor - Vitapan Classical e Vitapan 3D Master.

Verificou-se que, em comparação com o Vitapan Classical, os separadores do Vitapan 3D Master foram colocados de forma mais uniforme e apresentaram melhorias. Também indicaram que o Vitapan 3D Master não cobre toda a gama de cores dos dentes naturais e que há espaço para melhorias relacionadas com as gamas de coordenadas de cor.

Paravina[2] (2002) avaliou um aparelho visual de correspondência de sombras recentemente desenvolvido, o Shademat Visual+, bem como a influência da disposição das patilhas, do género clínico e dos anos de prática na qualidade da correspondência de sombras.

Os avaliadores fizeram a correspondência da cor de quatro coroas ceramometal tanto à luz do dia como utilizando a fonte de luz artificial Shademat Visual+. As coordenadas de cor foram determinadas através de análise de imagem digital. Concluiu que as diferenças entre avaliadores do sexo feminino e masculino e entre estudantes e dentistas não eram significativas. O aparelho Shademat Visual+ permitiu obter melhores resultados de shadematching do que a luz do dia. A disposição alternativa dos separadores permitiu obter melhores resultados do que a sugerida pelo fabricante.

De acordo com **Jahangiri** et al.[3] 6 (2002), existe pouca informação científica sobre a relação entre a cor dos dentes e a cor da pele. Esta falta de conhecimento pode afetar a capacidade do prostodontista para selecionar dentes artificiais que complementem a compleição facial do paciente. Assim, este estudo observacional explorou a possibilidade de uma relação entre a cor dos dentes e a cor da pele.

As tonalidades dos dentes foram divididas em quatro categorias de acordo com o valor, e os tons de pele foram divididos em quatro categorias (Razoável, Razoável/médio, médio e escuro) com a utilização das tonalidades da maquilhagem compacta true illusion da L'Oreal como guia.

Os autores concluíram, dentro das limitações do estudo, que o valor da cor dos dentes e a cor da pele estavam inversamente relacionados. Os adultos mais velhos eram mais propensos a ter dentes mais escuros.

Lee Y-K et al.[37] (2002) avaliaram os efeitos dos modos de medição da cor [componente especular excluída (SCE) versus componente especular incluída (SCI)] e da fonte de luz padrão (C, A ou D 65) na cor das guias de sombra. A cor foi medida de acordo com a escala de cores L* a* b* da Comissão Internacional de Iluminação (CIE) num espetrofotómetro.

A diferença de cor (ΔE*) entre os valores medidos com o SCE e o SCI foi de 3,21 - 6,50 no guia de cores Vita e de 3,22 - 5,47 no guia de cores Chromascop. O ΔE* causado pela diferença na fonte de luz foi muito pequeno na escala de cores Vita, independentemente do modo de medição. No guia de cores Vita, a série de cores (A-D) foi negativamente correlacionada com os valores CIE L* e CIE a* medidos com o modo SCE. No guia de cores Chromascop, a série de cores (100-500) foi negativamente correlacionada com CIE L* medido com o modo SCI.

Marcucci[38] (20 03), descreveu uma técnica alternativa de seleção de cor através da utilização conjunta da guia "dente" Vitapan 3-D Master e da guia "dentina" Vitapan 3-D Master. A capacidade de controlar e alterar o valor, o croma e a tonalidade entre cada terço de um dente e de o visualizar com uma guia individual é o benefício mais importante desta técnica alterada. O clínico, quando começa com a guia vermelha, pode mais facilmente ver e escolher combinações de valor, croma e tonalidade para cada 3rd de um dente (gengival, médio e incisal ou cúspide). A guia vermelha torna-se uma guia de cor personalizada, mas pré-fabricada. A guia azul é então utilizada para verificar os determinantes. A cor final pode ser a mesma de uma das guias azuis ou uma combinação de guias, como a gengiva e o meio de uma guia e a incisal de outra. A vantagem desta técnica é o facto de dar aos profissionais uma maior variedade de escolhas sem terem de fabricar uma guia personalizada e de poder ser utilizada para determinar as cores dos dentes anteriores e posteriores.

Brewer et al.[3] 9 (2004), no seu artigo "Advances in colour matching" (Avanços na correspondência de cores), destacaram uma série de avanços tecnológicos e de materiais recentes que oferecem o potencial para melhorar as capacidades de correspondência de cores em dentisteria protética e restauradora.

Os dispositivos atualmente disponíveis para a determinação da cor são geralmente de um dos três tipos - colorímetros, espectrofotómetros ou analisadores de cor digitais e utilizam várias geometrias de medição. Alguns destes aparelhos são o Shade NCC da Shofu (conceito Natural Colour), Chroma meter (Shofu dental, Menlo park, Califórnia), Vita Easy Shade (Vident, Brea, Califórnia), ShadeScan (Saint-Laurent, Canadá), Shade Rite Dental Vision System (X-Rite Inc, Grand Rapids, Michigan), Spectro Shade (MHT, Niederhasli, Suíça), Clear Match System (Smart Technology, Hood River, Oregon), etc.

Concluíram que, com mais investigação e desenvolvimento, deverá ser possível alcançar uma percentagem mais elevada de correspondências bem sucedidas do que os cerca de 50% registados atualmente, mas mesmo com a aceleração do progresso na tecnologia de correspondência de cores, o sucesso de um esforço de restauração continua a depender de uma preparação adequada dos dentes, da gestão dos tecidos e do planeamento do tratamento.

Hugo et al[40] (2005) compararam a determinação da cor dos dentes in vivo visual e assistida por computador, uma vez que existe uma discordância significativa entre a cor selecionada pela perceção humana e a cor obtida com instrumentos assistidos por computador. Os três grupos de teste (grupo de três dispositivos e três humanos) apresentaram resultados de cor idênticos e bastante baixos para os dispositivos assistidos por computador em comparação com os humanos.

Seungyee Kim-Pusateri et al[41] (2009) avaliaram a fiabilidade e a precisão de 4 instrumentos dentários de correspondência de cores num ambiente padronizado. Foram testados quatro dispositivos de correção de cor: SpectroShade, ShadeVision, VITA Easyshade e ShadeScan. Foram efectuadas medições de cor de 3 guias de cor comerciais (Vitapan Classical, Vitapan 3DMaster e Chromascop). A fiabilidade dos aparelhos foi a seguinte: ShadeVision, 99,0%; SpectroShade, 96,9%; VITA Easyshade, 96,4%; e ShadeScan, 87,4%. Uma diferença significativa na confiabilidade foi encontrada entre ShadeVision e ShadeScan. Todas as outras comparações mostraram uma fiabilidade semelhante. A precisão dos aparelhos foi a seguinte VITA Easyshade, 92,6%; ShadeVision, 84,8%; SpectroShade, 80,2%; e ShadeScan, 66,8%. Concluíram que a maioria dos dispositivos tinha uma fiabilidade elevada semelhante (superior a 96%), indicando valores de cor previsíveis a partir de medições repetidas. No entanto, houve uma maior variabilidade na precisão entre os dispositivos (67-93%) e foram observadas diferenças na precisão na maioria das comparações de dispositivos.

Haddad e colaboradores[42] (2009) avaliaram a influência do género e do nível de experiência na qualidade da correspondência de sombras. Os resultados do seu estudo mostraram que as mulheres obtiveram resultados significativamente melhores do que os homens, o que indica que o género desempenha um papel importante na correspondência de sombras. O nível de experiência não foi considerado um fator significativo na correspondência de sombras.

Schropp[43] em 2009 avaliou a eficácia das fotografias digitais e do software gráfico informático para a correspondência de cores em comparação com a correspondência visual convencional. A tonalidade de um separador de um guia de cores (Vita 3D-Master Guide) colocado numa cabeça de um fantoma foi comparada com um segundo guia do mesmo tipo por nove observadores. Isto foi feito para doze guias de cor selecionadas (testes). O procedimento de correspondência de cores foi realizado visualmente num ambiente clínico simulado e com fotografias digitais, e o tempo gasto em ambos os procedimentos foi registado. Nas fotografias digitais, foi utilizada uma disposição alternativa das palhetas de cor. Além disso, foi utilizado um programa de software gráfico para a análise da cor. Os valores de matiz, croma e luminosidade do separador de teste e de todos os separadores do segundo guia foram obtidos a partir das fotografias digitais. De acordo com o sistema de cores CIE L*C*h*, foram calculadas as diferenças de cor entre o separador de teste e os separadores do segundo guia. O separador da escala de cores que menos se desviou do separador de teste foi determinado como sendo o correspondente. O desempenho da correção de cores através de um software gráfico foi comparado com os dois métodos visuais. Concluiu que a correspondência de cores assistida por fotografias digitais e software informático era significativamente mais fiável do que pelos métodos visuais convencionais.

Sharma et al[44] (2010) determinaram a possível relação entre a cor da pele e a tonalidade dos dentes na população de Udaipur, Rajasthan. Foram detectadas diferenças significativas na cor dos dentes entre os indivíduos com cores de pele. As pessoas com tons de pele médios a escuros tinham maior probabilidade de ter dentes com valores mais elevados (mais claros), enquanto os indivíduos com tons de pele mais claros apresentavam dentes com valores mais baixos (mais escuros).
Witkowski e colegas[45] (2011) avaliaram a precisão e a reprodutibilidade da seleção da cor de dentes humanos utilizando um espetrofotómetro digital. A variabilidade entre os examinadores e as condições de iluminação foram testadas quanto à possível influência na reprodutibilidade da medição. Concluíram que a exatidão e a reprodutibilidade da seleção da cor dentária utilizando o espetrofotómetro testado em relação ao examinador e às condições de iluminação reflectiam a fiabilidade do dispositivo.

Tam e Lee[46] (2012) propuseram um novo método para comparar a cor de guias de tonalidade obtidas por uma câmara digital utilizando caraterísticas de cor adequadas. Foram utilizadas a guia de cores Vita 3D-MASTER e a câmara digital Canon EOS 1100D. As imagens das guias de cor foram comparadas em duas estratégias de referência. A cor da superfície do dente foi apresentada através de um conteúdo recortado manualmente da imagem. O conteúdo foi dividido em blocos de 10 × 2 para codificar a distribuição da cor. Foram avaliadas as caraterísticas de cor dos espaços de cor habitualmente utilizados. As n melhores correspondências foram selecionadas quando foram atingidas as n menores distâncias de cor entre os separadores de cor. Concluíram que Sa*b* eram caraterísticas adequadas para a correspondência de cores utilizando câmaras digitais no seu estudo. Tanto a cor como a textura da superfície do dente podem ser apresentadas pelo descritor baseado no conteúdo proposto. A utilização clínica de câmaras digitais na correspondência de cores tornou-se assim possível.

Ozat e colaboradores[47] (2013) avaliaram a repetibilidade e a fiabilidade do olho humano na seleção visual da cor. Foi pedido a cinquenta e quatro dentistas voluntários que fizessem corresponder a cor de um dente incisivo central superior direito de um único indivíduo. O guia de cores Vita 3D-Master foi utilizado para o protocolo. Antes de cada procedimento de correspondência de cor, os códigos definitivos das pastilhas de cor foram escondidos por uma tira opaca e as pastilhas de cor foram colocadas na guia de forma aleatória. O procedimento foi repetido um mês mais tarde para garantir que a memória visual não afectava os resultados. Os valores L*, a* e b* das palhetas de cor foram medidos com um espetrofotómetro dentário (Vita Easyshade) para produzir valores quantitativos para avaliar o protocolo. Estes resultados indicaram que os dentistas têm um desempenho insuficiente em termos de repetibilidade na correspondência visual de cores, mas foram capazes de selecionar cores clinicamente aceitáveis.

Chitrarsu VK et al[4] 8 (2017) analisaram a correspondência de cores em dentições naturais utilizando o espetrofotómetro digital intraoral em fontes de luz LED e LED filtrada. O espetrofotómetro digital intraoral mostrou diferenças estatisticamente significativas na correspondência de cores em comparação com o Vita Toothguide 3D-Master. A luz incandescente mostrou uma correspondência de cores mais exacta do que o LED filtrado, o LED e a luz do dia.

Walleska Feijó Liberato et al[49] (2019) compararam a fiabilidade de diferentes métodos visuais e instrumentais para a correspondência de cores dentárias. No seu estudo, a correspondência visual da cor foi realizada por 3 clínicos experientes utilizando 2 guias de cor diferentes (VITA Classical A1D4 e VITA Toothguide 3DMASTER com 29 separadores; VITA Zahnfabrik) com e sem a ajuda de um dispositivo de correção de luz (Smile Lite; Smile Line). Para a correspondência de cores, foi utilizado um scanner intra-oral (TRIOS; 3Shape A/S) e um espetrofotómetro (VITA Easyshade Advance 4.0; VITA Zahnfabrik). As sessões de correspondência de cores para cada método foram realizadas sob iluminação controlada no terço médio do incisivo central superior direito de 28 participantes. Os resultados deste estudo mostraram que os métodos instrumentais eram mais exactos do que os métodos visuais. O melhor desempenho foi encontrado no scanner intra-oral configurado para a escala 3DMASTER e no espetrofotómetro configurado para a VITA Classical. O melhor método visual de correspondência de cores foi a escala VITA Classical associada ao dispositivo de correção da luz. A escala Classical sem o dispositivo de correção da luz apresentou a fiabilidade mais baixa

CONCEITO E PERCEPÇÃO DA COR

CONCEITO DE COR:

O conceito de cor fascina o homem desde tempos imemoriais. Sabe-se que as pessoas se exprimiam através de pinturas rupestres há cerca de 15.000-30.000 anos. Existem cerâmicas de cores intrincadas datadas de há 5.000 anos e, a partir de cerca de 1.500 a.C., começaram a ser feitos progressos no fabrico e na aplicação dos corantes no Egito e na Mesopotâmia.

Mais tarde, com o desenvolvimento da cultura helénica, as primeiras teorias da cor e da estética floresceram em 250-500 a.C.; estas persistiram até ao século XVII. As nossas ideias actuais sobre a base teórica da mistura de cores e da visão cromática têm como base experiências fundamentais e filosofias desenvolvidas durante os séculos XIX e XX. [50]

LUZ E COR:

Sem luz, a cor não existe. Um objeto que percebemos como sendo de uma determinada cor absorve todas as ondas de luz correspondentes a outras cores e reflecte apenas as ondas que interpretamos como sendo da cor desse objeto. Por exemplo, um objeto que absorve luz azul e verde e reflecte luz vermelha parece vermelho.

A cor aparente de um objeto é influenciada pelas suas propriedades físicas, pela natureza da luz incidente à qual o objeto é exposto, pela relação com outros objectos coloridos e pela avaliação subjectiva do observador. Estes factores podem fazer com que um mesmo dente pareça muito diferente entre diferentes observadores.

Descrição da luz e da cor:

Cientificamente, a luz é descrita como energia electromagnética visível cujo comprimento de onda é medido em nanómetros (nm) ou bilionésimos de metro. O olho é sensível apenas à parte visível do espetro eletromagnético, uma banda estreita com comprimentos de onda de 380-750 nm. Nos comprimentos de onda mais curtos encontram-se os raios ultravioletas, os raios X e os raios gama; nos comprimentos de onda mais longos estão a radiação infravermelha, as micro-ondas e as transmissões de rádio e televisão.

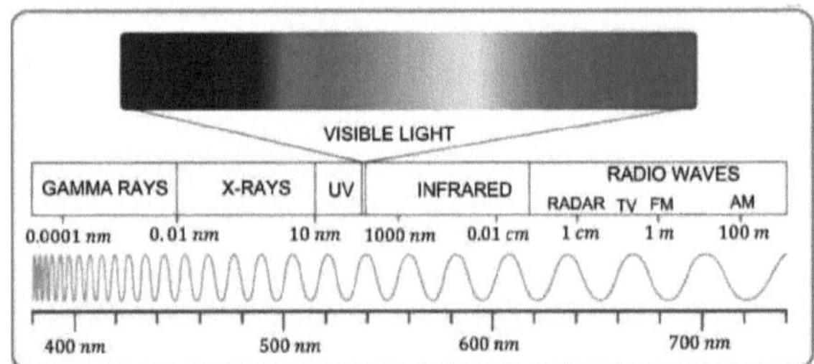

Os comprimentos de onda dos componentes da luz visível são:

Colour	Wavelength
1. Violet	390-430
2. Indigo	440-450
3. Blue	460-480
4. Green	490-530
5. Yellow	550-580
6. Orange	590-640
7. Red	650-800

Isaac Newton (1676) descobriu que a luz branca do Sol é composta por diferentes cores. Deixou passar um feixe estreito de luz solar através de um prisma de vidro. Observou faixas de luz que mudavam do vermelho para o laranja, do laranja para o amarelo, do amarelo para o verde e assim para o azul, o índigo e o violeta. Este fenómeno foi designado por "espetro".

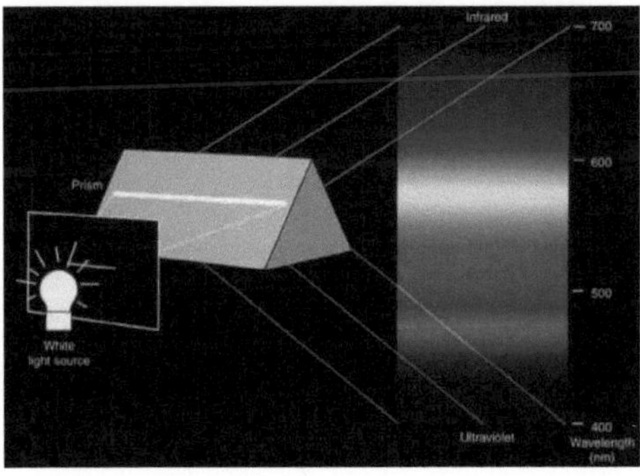

Mais tarde, o físico Young realizou a experiência de Newton de forma inversa. Enquanto Newton dividiu a luz nas suas cores espectrais utilizando um prisma de cristal, Young juntou-as novamente. Fez convergir os raios de luz separados, recuperando assim a luz "branca". Ao fazer experiências com as suas lanternas coloridas, Young descobriu, por eliminação, que as cores espectrais do mesmo espetro podiam ser reduzidas a três cores básicas. A luz "branca" podia ser "reconstruída" combinando as cores vermelha, verde e azul. Misturou duas das três e o resultado foram as outras três: ciano, púrpura ou magenta e amarelo. No total, especificou as cores primárias e secundárias do espetro.

A. Cores espectrais primárias:

- Vermelho
- Verde
- Azul

B. Cores espectrais secundárias:

(Mistura de duas cores primárias)

- Luz azul + luz verde = ciano
- Luz vermelha + luz azul = púrpura
- Luz verde + luz vermelha = amarelo.

C. Cores complementares:

As cores secundárias carecem apenas de uma cor primária para aparecerem como cores complementares e recomporem a luz "branca" (e vice-versa).

- O amarelo é complementar ao índigo
- O ciano é complementar do vermelho
- O roxo é complementar do verde.

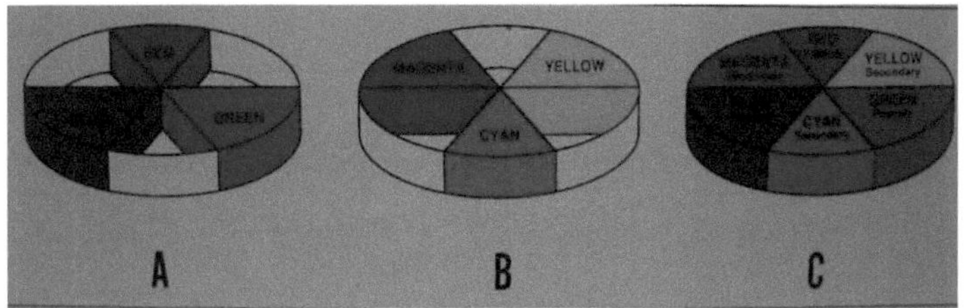

RODA DE CORES:

As cores primárias e secundárias foram dispostas sob a forma de uma roda em que as cores individuais formam partes do aro da roda. Esta disposição foi designada por roda de cores ou círculo de cores. É produzido pela curvatura do espetro da luz num círculo.

As cores diretamente opostas na roda das cores são designadas por "cores complementares". Uma linha reta que é traçada a partir de uma determinada cor através do centro do círculo também passa pela cor complementar do outro lado do círculo. Por exemplo, a cor secundária azul é oposta à cor primária amarela e é, portanto, a cor complementar do amarelo.

O resultado da mistura de uma cor com a sua cor complementar é acromático (incolor). Quando misturadas, duas cores complementares quaisquer produzem um resultado acromático. A mistura das três cores primárias também produz um resultado acromático. Embora o círculo cromático forneça uma base para compreender a mistura das cores, não permite uma descrição exacta da cor.

O QUE É A COR?

Billmeyer e Saltzman[51] definiram a cor como o resultado da modificação física da luz pelos corantes, tal como observada pelo olho humano e interpretada pelo cérebro.

Os quatro substantivos anteriores descrevem a natureza complexa da cor. A luz é física, os corantes são químicos, o olho é fisiológico e o cérebro, claro, é psicológico. Na verdade, o olho como recetor em interface com o cérebro como intérprete é de natureza psicofísica.

SÍNTESES ADITIVAS E SUBTRACTIVAS:

Ao pintar quadros, aprendemos que as combinações de cores mudam consoante o que foi omitido da luz, ou seja, trabalhamos sempre das cores mais claras para as mais escuras. Por exemplo, se misturarmos o vermelho e o verde, obtemos a cor mais escura, o castanho. E se misturarmos o ciano com o roxo e o amarelo (três cores muito claras), obtemos o preto. É precisamente o inverso da combinação das cores espectrais.

Assim, quando a luz "pinta" um objeto, está a juntar raios luminosos de cores diferentes: as cores são produzidas por adição ou *síntese aditiva.*

Quando trabalhamos as cores na cerâmica dentária, subtraímos a luz; obtemos estas cores por subtração ou *síntese subtractiva.*

Como é que a luz "pinta":

- *Síntese aditiva:* para produzir a cor secundária amarela, misturam-se o vermelho e o verde: esta mistura dá origem a uma cor mais clara, a uma luz mais intensa. O amarelo representa a soma ou a síntese aditiva do vermelho e do verde.

- *Síntese subtractiva:* para produzir a cor secundária verde, temos de misturar o ciano e o amarelo. No que diz respeito às cores espectrais, o azul absorve o vermelho e o amarelo absorve o azul. A única cor que reflecte ambos é o verde, que é portanto subtraído ao azul e ao vermelho.

x Pigmentos primários:

- Ciano
- Púrpura
- Amarelo

As cores primárias são aquelas que não podem ser produzidas através da mistura de outras; são as cores originais que podem ser combinadas para formar todas as outras cores da natureza.

x Pigmentos secundários:

- Laranja-vermelho
- Verde
- Índigo

Estas cores secundárias podem ser obtidas através da mistura das cores primárias acima referidas.

Se misturarmos cores primárias e secundárias, obteremos um tom mais escuro, representando uma cor terciária, e assim por diante. Desta forma, podemos produzir inúmeras nuances, todas elas derivadas de pigmentos primários (ciano, púrpura ou magenta, e amarelo).

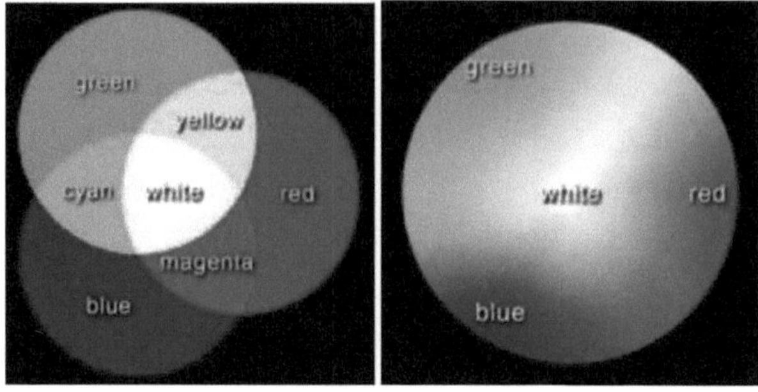

As regras básicas de aditivos

A roda de cores aditivas

x Mistura de cores

Vermelho + Verde = Amarelo

Verde + Azul = Ciano

Azul + Vermelho = Magenta

Vermelho + Verde + Azul = Branco

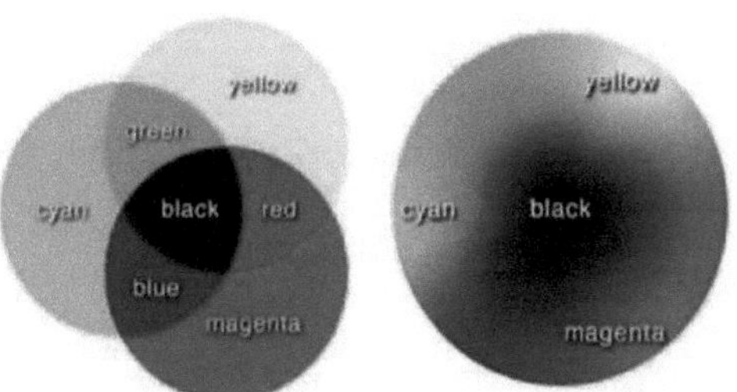

The Basic Rules of Subtractive Color Mixing

The Subtractive Color Wheel

CIANO + MAGENTA = AZUL

MAGENTA + AMARELO = VERMELHO

AMARELO + CIANO = VERDE

CIANO + MAGENTA + AMARELO = BRANCO

PERCEPÇÃO DA COR:

A luz de um objeto entra no olho e actua sobre receptores na retina (bastonetes e cones). Os impulsos destes são passados para o centro ótico do cérebro, onde é feita a interpretação. A seleção da tonalidade é muito subjectiva, pois cada indivíduo terá interpretações diferentes do mesmo estímulo.

O olho: Em condições de fraca luminosidade, apenas os bastonetes são utilizados (visão escotópica). Estes receptores permitem interpretar a luminosidade (mas não a cor) dos objectos. São mais sensíveis aos objectos azul-esverdeados. A visão cromática depende dos cones, que estão activos em condições de maior luminosidade (visão fotópica). A mudança da visão fotópica para a escotópica é designada por adaptação ao escuro e demora cerca de 40 minutos.

Human Photoreceptors and Their Roles in Vision					
Cell Type	**Retinal Location**	**Subtype**	**Role**	**Sensitivity**	**Peak (nm)**
Cone	Central, mostly in the fovea	Long wave	Brightness and color detection	Red	564
				Green	533
		Short wave	Color detection	Blue	437
Rod	Peripheral; none in the fovea	None	Night and peripheral vision	Blue-green	498

Os bastonetes e os cones não se distribuem igualmente pelas porções da camada retiniana. Os bastonetes começam a predominar em direção à periferia. Os cones predominam em direção ao centro da retina, ou seja, na zona diretamente atrás do cristalino. Existe uma pequena área oval com cerca de 3 por 5 mm no centro da retina ou no pólo posterior do globo ocular, conhecida como mácula lútea. No seu centro existe uma depressão de 0,5 mm conhecida como fóvea centralis. Quase todos os cones estão na fóvea central ou perto dela.

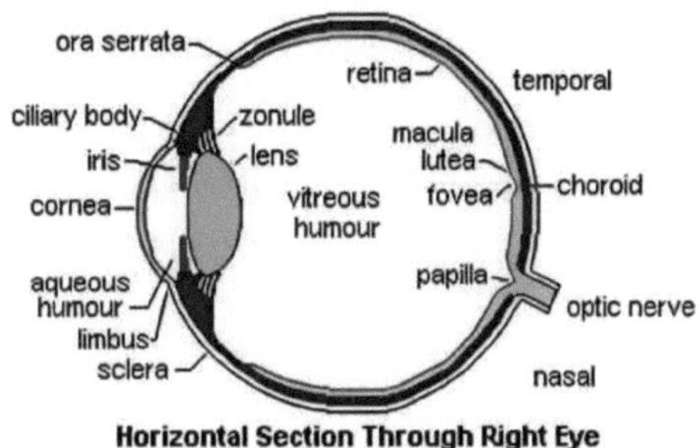

Horizontal Section Through Right Eye

Teorias da visão cromática:

Desde meados do século XVIII, foram propostas várias teorias da visão cromática.[50] Em 1802, Young propôs que existiam três tipos de foto-receptores no olho e que estes estavam associados a três cores: vermelho, azul e amarelo (mais tarde, nesse mesmo ano, Young alterou a sua escolha de cores principais, ou primárias, para vermelho, verde e violeta). Esta proposta foi apoiada por experiências subsequentes de correspondência de cores efectuadas por Grassman (1853) e Maxwell (1855, 1860). Von Helmholtz (1852, 1866) desenvolveu a teoria de Young no que é atualmente designado por *teoria tricromática Young-Helmholtz-Maxwell* da visão *cromática.*

Esta teoria baseia-se na propriedade fundamental da visão cromática, ou seja, a tricromacia, que é a capacidade de combinar qualquer cor utilizando uma mistura adequada de três comprimentos de onda selecionados (primários).

Em 1878, Hering propôs *a teoria das cores opostas*, segundo a qual qualquer cor pode ser descrita em termos de vermelho ou verde e amarelo ou azul. Como o vermelho e o verde não podem ser percepcionados simultaneamente, são tonalidades opostas. Herring considerou que o olho contém dois canais cromáticos (um para o vermelho e o verde e outro para o amarelo e o azul), bem como um canal acromático para o branco e o preto.

No entanto, nem a teoria tricromática de Young-Helmholtz-Maxwell nem as teorias da cor oposta podem explicar todos os fenómenos da visão cromática. Em 1959, Land propôs a *teoria do Retinex*, segundo a qual todas as cores podem ser geradas pela comparação da luminosidade através dos três canais de receptores dos cones. Nenhuma destas três teorias (principais) fornece uma explicação adequada da visão humana. O pensamento moderno envolveu a combinação das teorias tricromática e oponente sob a forma das chamadas *teorias zonais* da visão cromática, que propõem que a tricromacia e a oponência podem ocorrer em diferentes regiões da retina. É evidente que a visão humana ainda não foi completamente explicada.

Perceção enganosa da cor:

O cérebro pode ser enganado na forma como percepciona a cor. O exemplo clássico é o disco de Benham. Quando este disco a preto e branco é iluminado e rodado a uma velocidade adequada, parece ser altamente colorido.

A cor é também influenciada pelas cores circundantes, nomeadamente as complementares. Por exemplo, quando o azul e o amarelo são colocados lado a lado, o seu croma pode parecer aumentado. A cor dos dentes também pode parecer diferente se o paciente estiver a usar roupa ou batom de cores vivas.

O daltonismo :

Os defeitos da visão cromática afectam cerca de 8% da população masculina e menos da população feminina.[52] Existem diferentes tipos de daltonismo, como o acromatismo (ausência total de sensibilidade às tonalidades), o dicromatismo (sensibilidade a apenas duas tonalidades primárias - normalmente o vermelho ou o verde não são percepcionados) e o tricromatismo anómalo (sensibilidade às 3 tonalidades com deficiência) ou anomalia de um dos 3 pigmentos primários nos cones da retina. Os dentistas devem, portanto, submeter-se a um teste de perceção das cores. Se for detectada alguma deficiência, o dentista deve procurar ajuda para selecionar as cores dos dentes.[53]

Um instrumento normalizado para o diagnóstico desta deficiência de perceção da cor é o teste Munsell Farnsworth 100 Hue...

FACTORES ASSOCIADOS À PERCEPÇÃO DA COR:

METAMERISMO:

O metamerismo refere-se à situação em que duas amostras de cor coincidem num conjunto de condições, mas não noutro. O metamerismo diz respeito a um par de amostras observadas em simultâneo. Por exemplo, dois objectos podem parecer da mesma cor quando observados em determinadas condições de iluminação (por exemplo, luz natural), mas apresentar diferenças de cor distintas quando iluminados por uma fonte de luz com uma composição espetral diferente, como a luz de tungsténio (metamerismo do iluminante).

O metamerismo de iluminante é aquele em que dois objectos podem ter a mesma cor sob um iluminante, mas não sob outro. Enquanto o metamerismo de iluminante é o mais frequente, outras formas de metamerismo surgem devido às diferenças que podem ocorrer na visão cromática dos observadores *(metamerismo do observador)*, bem como no ângulo de visão *(metamerismo geométrico)* ou na área de visão *(metamerismo de tamanho de campo).*

Exemplo de metamerismo geométrico (correspondência condicional de cores) quando duas peças de madeira - uma com acabamento liso e outra com acabamento rugoso e texturado - podem ser pintadas exatamente com a mesma tinta e parecerão coincidir em determinados ângulos de visão. No entanto, quando o ângulo de visão é alterado, uma tábua parece mais escura do que a outra, e as duas deixam de coincidir.

A amostra com a superfície irregular reflecte alguma da luz que a atinge na direção do observador, mas muita da luz é também reflectida noutras direcções. Isto faz com que a amostra pareça mais escura do que a amostra com a superfície lisa, que reflecte a maior parte da luz que incide sobre ela na direção do observador.

Estas ilustrações demonstram o facto de que o olho é facilmente enganado quando compara espécimes de composições e formas diferentes em condições diferentes; pelo contrário, se os dois espécimes forem muito semelhantes em termos de forma, composição e textura e forem vistos em ambientes minimamente contrastantes no mesmo ângulo, quaisquer diferenças observadas serão essencialmente uma diferença de tonalidade.

O problema do metamerismo pode ser reduzido selecionando uma tonalidade e confirmando-a sob diferentes condições de iluminação (por exemplo, luz natural e luz fluorescente).

CONSTÂNCIA DA COR:

Se um objeto colorido for visto sob duas fontes diferentes, a cor percebida dos objectos permanece aproximadamente a mesma, embora o nível e a composição espetral (cor) das duas fontes de luz possam variar muito. Isto deve-se ao facto de o sistema humano de visão cromática ser tão bom a compensar essas mudanças de iluminação que se pode adaptar aos diferentes tipos de iluminação. A constância da cor é uma propriedade associada a um objeto colorido individual, por oposição ao metamerismo, que se refere a um par de objectos coloridos. A constância da cor é o fenómeno que se verifica na maioria dos objectos naturais, ou seja, o objeto parece ter a mesma cor quando visto sob diferentes fontes de luz.

CONTRASTE DE COR SIMULTÂNEO

Um objeto que contém corantes amarelos e azuis, quando iluminado por uma fonte de luz, provoca uma sensação de verde no observador. Se dividirmos este objeto, um papel verde, em metades, cada metade terá a mesma aparência, ou seja, serão iguais.

No entanto, se uma metade for colocada sobre um fundo azul e a outra sobre um fundo amarelo, os espécimes verdes já não parecem coincidir; a amostra sobre o fundo azul parece mais amarela; a amostra sobre o fundo amarelo, mais azul. Este fenómeno é conhecido como *contraste cromático simultâneo*; o verde sobre o fundo amarelo assume a aparência da cor complementar do amarelo, que é o azul; o verde sobre o fundo azul aparece inversamente ao amarelo, o complemento do azul.

O contraste simultâneo de luminosidade é exibido colocando duas amostras idênticas de cinzento neutro em fundos pretos e brancos opostos. O cinzento sobre o preto parecerá significativamente mais claro do que o cinzento sobre o branco.

FLUORESCÊNCIA:

Os materiais fluorescentes, como o esmalte dos dentes, reemitem a energia radiante a uma frequência inferior à que é absorvida. Por exemplo, a radiação ultravioleta é reemitida como luz visível. Em teoria, pode ocorrer uma incompatibilidade se a restauração dentária tiver uma fluorescência diferente da do dente natural.
Na prática, a fluorescência não desempenha um papel significativo na correspondência de cores das restaurações dentárias.[54]

OPALESCÊNCIA:

Os dentes naturais, particularmente nas suas bordas mesiais, exibem um efeito de dispersão da luz [chamado Dispersão de Mie, em homenagem ao físico alemão Gustav Mie, 1868-1957], que cria a aparência de cores branco-azuladas quando os dentes são vistos em ângulos diferentes. Isto é semelhante ao fundo branco-azulado visto nas pedras preciosas opala.[55,56]

DESCRIÇÃO DA COR

LINGUAGEM DAS CORES:

Royal B. Farnum afirmou que, para o homem e a mulher comuns, a cor tem permanecido uma espécie de mistério, uma expressão da natureza que é tida como certa mas não totalmente compreendida. Embora possamos distinguir visualmente muitas cores diferentes, é impossível definir verbalmente cada uma das 3-5 milhões de cores únicas que percepcionamos. Por conseguinte, é necessário um método quantitativo de descrição das cores.

Tal como um corpo sólido pode ser descrito por três dimensões da forma física (comprimento, largura e profundidade), a cor tem três atributos primários que permitem a sua descrição com a mesma precisão. A descrição destes atributos depende do sistema de cores utilizado.[57]

TRÊS DIMENSÕES DA COR:

A forma de um objeto pode ser determinada com precisão através da medição das suas três dimensões. A cor tem três dimensões e, sem a utilização destas medidas, não é possível descrever adequadamente a cor.

SISTEMA DE ORDEM DE CORES MUNSELL:

Em 1905, Albert Henri Munsell, enquanto ensinava composição cromática e anatomia artística, sentiu a necessidade de descrever as cores dos seus esboços em termos definidos aos seus alunos. Isto levou ao desenvolvimento do sistema de cores Munsell, que é atualmente um sistema de ordem visual de cores muito utilizado.

As três dimensões foram definidas como matiz, valor e croma. É possível variar cada uma destas qualidades sem perturbar as outras. A capacidade de compreender cada uma destas dimensões e de as separar umas das outras é fundamental para a compreensão da cor.

AZUL:

Munsell[24] descreveu a tonalidade como:

"A qualidade pela qual distinguimos uma família de cores de outra, como o vermelho do amarelo, ou o verde do azul ou do roxo." É o nome de família que aplicamos a um grupo de cores. Existem dez famílias de matizes no sistema Munsell, e são designadas pelas seguintes letras maiúsculas: R para vermelho, YR para amarelo-vermelho, Y para amarelo, GY para verde-amarelo, G para verde, BG para azul-verde, B para azul, PB para roxo-azul, P para roxo e RP para vermelho-púrpura.

Hue	Symbol
Red	R
Yellow-Red	YR
Yellow	Y
Green-Yellow	GY
Green	G
Blue-Green	C
Blue	BG
Purple-Blue	PB
Purple	P
Red-Purple	RP

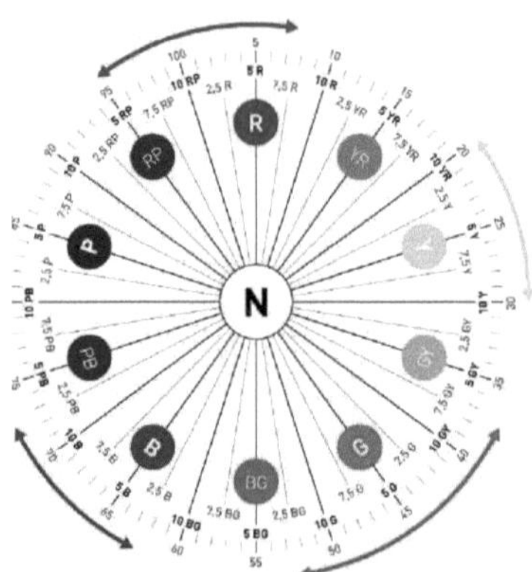

Cada uma destas dez tonalidades é subdividida em dez segmentos numerados. Por exemplo, o vermelho pode ser escrito 1R, 2R, 3R, 9R, 10R. Estes podem ainda ser

subdivididos (por exemplo, uma determinada tonalidade pode ser 4,3 Y ou 8,1 YR). A maioria dos dentes naturais situa-se numa gama entre o amarelo e o amarelo-vermelho. Num estudo de 95 dentes anteriores extraídos, **O Brien et al.**[58] descobriram que a tonalidade média era de 1,2 Y para o terço gengival, 1,3 Y para o terço médio e 1,4 Y para o terço incisal.

CROMA:

Munsell[24] descreveu o croma como:

"É a qualidade da cor pela qual distinguimos uma cor forte de uma fraca; o grau de afastamento de uma sensação de cor em relação ao branco ou ao cinzento; a intensidade de uma tonalidade distintiva: intensidade da cor." Os termos saturação e croma são utilizados indistintamente. A escala de croma começa em zero, ou acromática, com valores numéricos crescentes que indicam cores mais fortes. Em termos de croma, a cor é definida por Munsell como fraca, moderada e forte. Um croma forte situa-se num intervalo de sete a dez. Existem normas para cromas muito fortes acima de dez [intervalo de 10 a 14].

Os diferentes cromas de uma determinada cor estão dispostos desde os de menor pureza ou intensidade, à esquerda, até aos de maior pureza, à direita. Nos dentes naturais encontram-se intervalos de croma de 0,5 a 4.

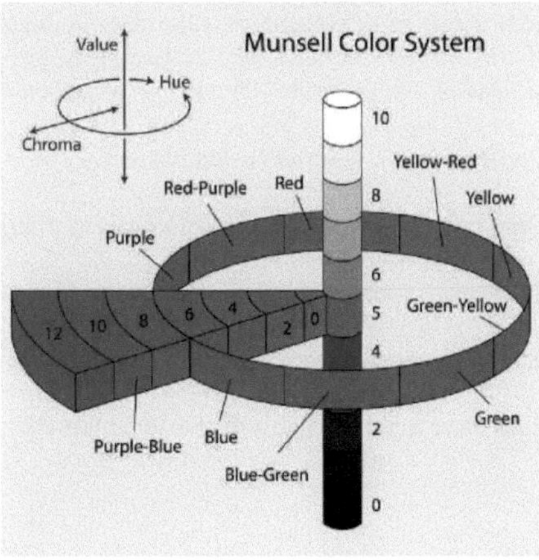

VALOR:

Munsell[24] descreveu o valor como:

"é a qualidade pela qual distinguimos uma cor clara de uma cor escura", trata-se de uma distinção acromática ou incolor. A gama possível de valores utilizados para descrever a claridade ou a escuridão de uma superfície no sistema de cores Munsell vai de zero a dez.

O preto é zero e o branco é dez, com uma gama de cinzentos entre estes dois pontos da escala. O valor de uma cor é determinado pelo cinzento a que corresponde na escala. As cores com valores baixos são designadas por cores escuras, e as cores com valores altos são designadas por cores claras. O valor dos dentes naturais varia entre 5,5 e 8,5. Um tubo de televisão a preto e branco emite apenas uma gama de valores.

Para comparar a correspondência de cor entre uma restauração e um dente, o valor é geralmente considerado como a mais importante das três dimensões da cor. Uma das razões é que as diferenças de valor são facilmente detectadas por indivíduos não treinados na perceção da cor, e as restaurações com valor inadequado são frequentemente descritas pelos pacientes como sendo demasiado escuras ou demasiado brancas. Outra consideração é que as diferenças de valor são mais facilmente detectadas numa variedade de distâncias de visualização (tanto de perto como à distância). Ao passo que as diferenças de tonalidade e croma se tornam mais difíceis de quantificar à medida que a distância de visualização aumenta.

SISTEMA CIE 1931:

Em 1931, a CIE introduziu um sistema de medição instrumental da cor

para a descrição das cores.[59] Baseia-se na propriedade fundamental da tricromacia (que qualquer cor pode ser igualada utilizando uma mistura adequada de comprimentos de onda escolhidos). A lógica envolvida é a de que uma sensação de cor pode ser igualada pela mistura de três luzes coloridas ou três comprimentos de onda primários (uma propriedade inerente aos comprimentos de onda primários escolhidos é a de que qualquer primário não pode ser igualado pela mistura dos outros dois). O espaço de cor CIE 1931 contém uma região em forma de ferradura na qual todas as cores reais (percepcionadas) podem ser descritas numericamente. No entanto, o sistema CIE é visualmente não uniforme, na medida em que alterações iguais em x, y ou Y não correspondem à mesma diferença percepcionada (visual). Para melhorar o sistema CIE 1931, a CIE propôs o espaço de cor CIE L*a*b* em 1976.

Espaço de cor CIE L*a*b*.

Determinado pela Commission Internationale de L' Eclairage em 1978, este método de avaliação da cor continua a ganhar aceitação na investigação dentária. Tanto no sistema de ordenação de cores Munsell como no CIELAB, a localização no espaço de cores de uma determinada tonalidade é determinada por três coordenadas: valor, matiz e croma para Munsell; L*, a* e b* para CIELAB.

O valor e o L* são proporcionais um ao outro e representam a luminosidade, o brilho ou o carácter preto/branco da cor. As cores com valor elevado ou L* (como as cores dos dentes) estão localizadas perto do topo do espaço de cor. As caraterísticas cromáticas, ou não preto/branco, de uma cor são representadas no sistema Munsell por matiz e croma e no CIELAB por a* e b*. Em cada sistema, estas duas coordenadas definem a localização da cor num plano de determinada luminosidade.

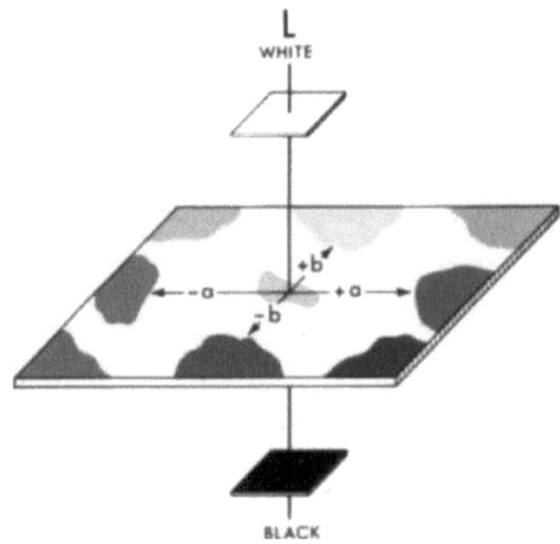

Em Munsell, a cor é identificada por uma coordenada polar (Hue) e uma coordenada linear, ou cartesiana, (chroma); no CIELAB, ambas as coordenadas (a* e b*) são cartesianas. Ao contrário de Munsell, as coordenadas CIELAB definem o espaço de cor em passos aproximadamente uniformes da perceção humana da cor. Isto significa que distâncias iguais ao longo do espaço de cor CIELAB (diferenças de cor ou ΔE) representam gradações de tonalidade percepcionadas de forma aproximadamente igual, uma disposição que torna a

interpretação da medição da cor mais significativa.

L*: L* é uma variável de luminosidade proporcional ao valor no sistema Munsell. Descreve o carácter acromático da cor.

a* e **b*:** As coordenadas a* e b* descrevem as caraterísticas cromáticas da cor.

A coordenada a* corresponde ao eixo vermelho-púrpura / azul-verde no espaço de cor Munsell. Um a* positivo refere-se a uma cor predominantemente vermelho-púrpura, enquanto que um a* negativo denota uma cor mais azul-verde.

Do mesmo modo, a coordenada b* corresponde ao eixo amarelo-roxo/azul.

As diferenças de cor (ΔE) de dois objectos podem então ser determinadas comparando as diferenças entre os valores das respectivas coordenadas para cada objeto. A fórmula utilizada para calcular as diferenças de cor neste sistema é apresentada a seguir).

$$\Delta E = [(\Delta L^*)^2 + (\Delta a^*)^2 + (\Delta b^*)^2]^{1/2}$$

Em que ΔL*, Δa* e Δb* são diferenças nos parâmetros de cor para os dois espécimes medidos para comparação. A descrição numérica da cor permite definir com precisão a magnitude das diferenças de cor entre objectos (por exemplo, a cor da porcelana de uma coroa metalo-cerâmica e o separador de cores com o qual deve ser comparada).[60]

Johnston e Kao[51] compararam a classificação da aparência visual com as diferenças de cor instrumentais e determinaram que a diferença média de cor (ΔE) entre dentes comparados considerada uma correspondência no ambiente oral era de 3,7 (ΔE) unidades. A diferença média de cor para uma não correspondência foi de 6,8 (ΔE) unidades.

Douglas e Brewer[52] estudaram a variabilidade da reprodução da cor da porcelana por laboratórios comerciais e concluíram que a maioria das coroas fabricadas pelos laboratórios, quando comparadas com a tabela de cores prescrita, estavam acima do limiar clínico para uma correspondência de cores aceitável. (ΔE 3.7).

Também enfatizaram que considerar apenas a correspondência de cor não é realista na avaliação da correspondência da aparência de uma restauração no ambiente intra-oral. Outros factores, como a caraterização da superfície e a distribuição da translucidez, podem ter uma influência considerável na avaliação intra-oral. As discrepâncias na forma do contorno, na forma e nos contornos axiais podem ser mais influentes para o avaliador do que uma discrepância de cor tolerável. Seria útil determinar a importância relativa dos vários atributos da aparência da cor para influenciar o observador a declarar uma concordância ou discordância.

RELAÇÃO ENTRE AS DIMENSÕES DA COR:

A designação de uma determinada cor localizada no sólido de Munsell é fornecida pela notação H V/C, em que H representa a tonalidade, V o valor e C o croma. A notação 5R 4/6 significa que a tonalidade é vermelho médio, o nível de valor é quatro e o croma é seis.

O significado das três dimensões da cor não é totalmente compreendido até que sejam relacionadas entre si tridimensionalmente, como foi feito por Munsell quando formulou o seu sistema de ordem de cores.

O sólido de cores Munsell pode ser representado da seguinte forma. Os matizes estão uniformemente espaçados em torno do eixo central da roda de cores. O centro da roda ou eixo é a parte acromática ou de valor. Cada raio da roda representa as gradações de croma que ocorrem dentro de uma tonalidade.

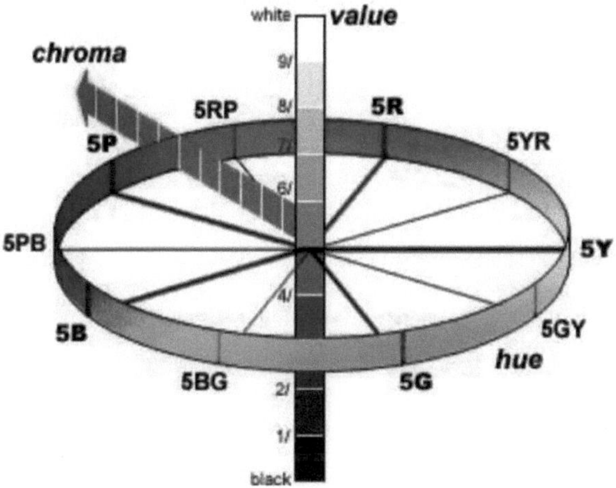

A imagem demonstra uma roda com as tonalidades designadas à volta da periferia da roda, o eixo de valor central e os raios que representam o aumento do croma, formando o centro da roda em direção à jante.

O sólido de cor tridimensional não está completo se não houver rodas que representem cada nível de valor empilhadas umas sobre as outras.

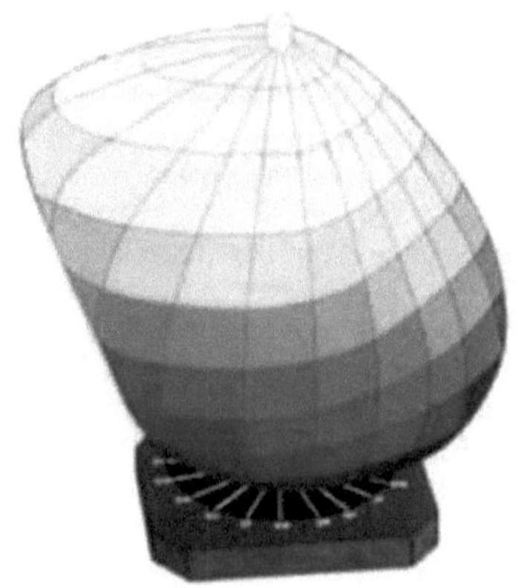

As rodas no topo da pilha têm um valor mais elevado do que as rodas no fundo da pilha. As rodas não têm o mesmo tamanho porque não é possível obter o mesmo grau de pureza de cor, ou croma, para todas as tonalidades. O seccionamento do sólido verticalmente permite visualizar as relações entre matiz, valor e croma e ajuda a compreender as três dimensões da cor.

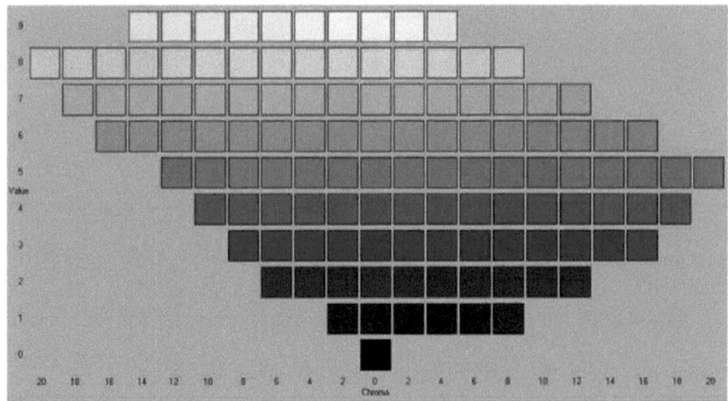

FENÓMENOS FÍSICOS DA COR

O objeto pode afetar o feixe de luz através de vários fenómenos físicos como a *Reflexão, Dispersão, Transmissão, Absorção* e *Refração.* Para além disso, o brilho e a fluorescência da superfície também podem modificar a cor do dente.

Reflexão: Cerca de 4% da luz incidente é reflectida na superfície exterior de um material de porcelana sem ser modificada, exceto na direção. Se o ângulo de incidência for igual ao de reflexão, o fenómeno é designado por *reflexão especular (brilho)*. Os dentes naturais apresentam uma elevada reflexão especular (brilho), especialmente quando estão molhados, o que se manifesta como luz branca reflectida. Se a superfície tiver rugosidade, a luz difusa reflectida é espalhada a partir do limite.

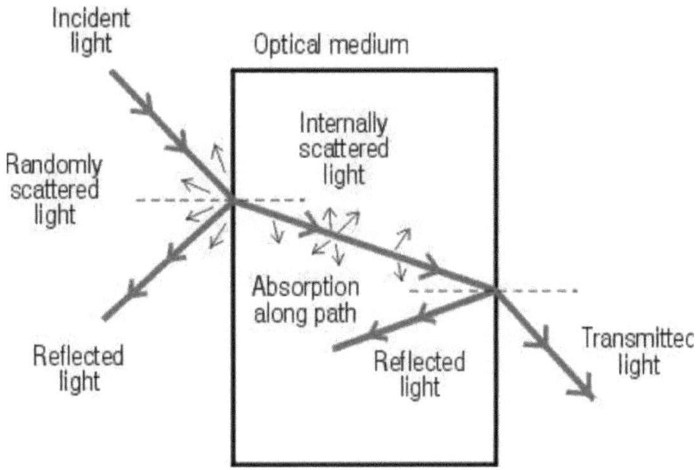

Transmissão e dispersão: Os dentes naturais não são opacos, mas sim translúcidos, o que significa que qualquer luz que entre no corpo do dente é apenas parcialmente absorvida. A luz não absorvida dentro do corpo pode então ser transmitida para o interior do dente e sofrer dispersão antes de emergir do dente. A luz dispersa internamente que emerge do dente contribui para a luz reflectida; isto é chamado de *reflectância do corpo*. Este fenómeno é responsável pela iluminação caraterística da região gengival à volta do dente.

A luz que entrou no corpo opaco, que é desviada antes da absorção, é chamada de luz *dispersa*. Se apenas uma parte da luz que atravessa um dente de porcelana for dispersa, a porcelana apresenta translucidez, e se a dispersão for tão intensa que não haja passagem de luz, o dente parece opaco.

Absorção: A cor do dente também depende da quantidade e do tipo de absorção presente. Se não houver absorção, o objeto parece branco. Se a luz for transmitida de forma inalterada através do material de porcelana, a restauração terá um aspeto transparente.[64]

Refração: A mudança de direção de um feixe de luz causada pela alteração da velocidade da luz através de diferentes materiais é chamada refração. A quantidade de mudança na direção da luz depende do comprimento de onda da luz. A luz com menor comprimento de onda é a que mais se curva.[65]

Burke[56] afirma que a textura da superfície de qualquer objeto é uma parte consideravelmente importante da aparência do objeto. Se o objeto tiver uma superfície lisa, a luz é reflectida num cone estreito centrado no ângulo de reflexão. Uma superfície cada vez mais rugosa reflectirá os segmentos individuais do feixe especular em ângulos ligeiramente diferentes.

A luz reflectida por uma superfície rugosa forma um ângulo sólido maior. Quando a superfície é plana, a rugosidade é mais pronunciada em todas as direcções. Se a configuração da superfície tiver um acabamento mate, há uma quantidade excessiva de luz reflectida ao nível da superfície e uma redução da transmissão da luz através do material de porcelana. A textura, a curvatura e o brilho das restaurações de porcelana variam muito e, consequentemente, modificam a luz que atinge as superfícies.

Lemire e **Burke**[65] afirmaram que a textura da superfície controla o grau de dispersão ou reflexão da luz que atinge o dente natural ou a restauração de porcelana. Não há diferença na dispersão total entre as superfícies de alto brilho e de baixo brilho de uma restauração. Também assumiram que a textura da caraterização da superfície da restauração poderia alterar drasticamente a tonalidade da restauração.

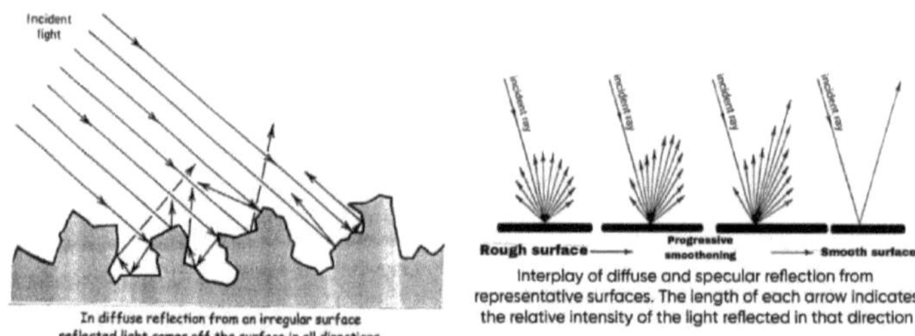

In diffuse reflection from an irregular surface reflected light comes off the surface in all directions.

Interplay of diffuse and specular reflection from representative surfaces. The length of each arrow indicates the relative intensity of the light reflected in that direction

Burke[66] também afirmou que, com uma superfície altamente vidrada, o restauro tornou-se mais translúcido e a tonalidade da cor mudou para amarelo-alaranjado.

Pincus[67] afirmou que as coroas para jaquetas devem ser fabricadas de modo a que a textura da superfície da restauração seja composta por convexidades e concavidades que correspondam à superfície do esmalte dos dentes adjacentes para reproduzir as caraterísticas da reflexão da luz e reproduzir coroas de aspeto natural.

Eissman[68] referiu que a textura da forma da superfície de um dente é a sua caraterística mais importante. Uma superfície com textura rugosa ou irregular reflectirá um padrão de luz irregular e difuso, que modificará a cor da coroa. As linhas incrementais horizontais ou verticais no procedimento de texturização darão a ilusão de largura ou comprimento ao dente de porcelana.

COR DOS DENTES HUMANOS E SUAS VARIAÇÕES

As descrições verbais da cor não são suficientemente precisas para descrever o aspeto dos dentes.

Por exemplo, para descrever uma cor púrpura acastanhada chamada "PUCE", o terceiro Novo Dicionário Internacional de Webster define a palavra como "um vermelho escuro que é mais amarelo e menos forte do que o arando, mais pálido e ligeiramente mais amarelo do que o granada médio, mais azul, menos forte e ligeiramente mais claro do que a romã, e mais azul e mais pálido do que o vinho médio". Esta definição é demasiado complexa e imprecisa para descrever a cor desejada de uma coroa dentária a um técnico de laboratório. Tal descrição escrita não permite, de forma clara e inequívoca, a perceção da cor.

Clark foi o primeiro a descrever com exatidão a cor dos dentes. Em 1931, ele relatou os seus dados de cor a partir de uma análise visual de 6000 dentes de 1000 dos seus pacientes durante um período de 8 anos. Encontrou uma gama de tonalidades de 6 YR a 9,3 Y. Esta gama pode ser localizada exatamente na roda de cores de Munsell, utilizando as dez subdivisões de cada tonalidade na roda. Encontrou uma gama de valores de 4 / a 8 / e uma gama de cromas de / 0 a / 7.

Sproull[4] estabeleceu uma gama de tonalidades de 7,5 YR a 2,7 Y, uma gama de valores de 5,8 / a 8,5 /, e uma gama de cromas de / 1,5 a / 5,6. Lemire e Burk estabeleceram uma gama de matizes de 8,9 YR a 3,3 Y, uma gama de valores de 5,81 / a 7,98 / e uma gama de cromas de / 0,8 a / 3,4.

Considerando vários estudos, a gama pode ser resumida como

Tonalidade - 8 YR-3Y, Valor - 6 / a 8,5 /, Croma - / 1 a / 5.[63]

O EFEITO DE COR DOS DENTES NATURAIS[56]

O efeito de cor dos dentes naturais resulta da estratificação e composição das substâncias naturais dos dentes. A dentina é constituída por 75% de substâncias inorgânicas e 20% de substâncias orgânicas. O componente inorgânico predominante da dentina é a hidroxiapatite. A complicada constituição da dentina leva a uma dispersão selectiva da luz. Esta dispersão causa a opacidade relativa da dentina. A estrutura e a translucidez do esmalte dentário afectam significativamente a qualidade da cor. A espessura e a cor da camada de esmalte determinam a forma como a luz incidente é refractada e reflectida a partir da camada de dentina mais profunda. A região incisal do dente tem uma camada de esmalte mais espessa e, por isso, parece mais translúcida; a fina camada de esmalte que cobre a região cervical deixa transparecer mais claramente a cor da dentina subjacente. Quando consideramos as variações de cor dos dentes naturais, as alterações na cor do dente causadas por mudanças na composição do dente natural assumem um papel importante.

O esmalte dentário dos jovens apresenta frequentemente um efeito transparente azulado, cinzento-esbranquiçado, que pode ser atribuído à qualidade opalescente do esmalte. Para além da hidroxiapatite inorgânica (95%), o esmalte contém uma proporção menor de substâncias orgânicas, que rodeiam os prismas de esmalte que estão orientados de forma diferente dos componentes orgânicos. A luz que atinge estes materiais provoca a dispersão da luz incidente devido aos diferentes índices de refração.

O avanço da calcificação do esmalte resulta no aparecimento de uma maior translucidez e redução da opalescência. A maior translucidez do esmalte leva a uma maior reflexão da cor da dentina subjacente. As alterações na dentina são semelhantes às do esmalte, no entanto, apenas a estrutura do esmalte dentário pode ser fisicamente alterada. Como a dentina é um tecido "vivo", pode formar dentina secundária como resultado de uma estimulação fisiológica ou patológica.

A dentina secundária aparece como amarelo brilhante ou como cinzento transparente. Quantidades crescentes de dentina secundária transparente fazem com que o dente mais velho pareça mais escuro ou mais cinzento.

A dentina opaca forma-se em regiões de atrito severo, particularmente nas bordas incisais dos dentes anteriores mandibulares e maxilares, porque o desgaste rápido do dente impede a recalcificação suficiente da dentina. Manchas escuras aparecem frequentemente em regiões de abrasão severa. Estas são causadas por pigmentos coloridos que entram nos túbulos dentinários expostos.

VARIAÇÕES DE COR NOS DENTES NATURAIS:

Embora as diferenças de cor sejam raramente observadas entre as regiões mesial e distal dos dentes, as variações de cor da zona cervical para a zona incisal são comuns e imediatamente visíveis. Nakagawa determinou algumas outras classificações de distribuição de valores de cor.

1. Podem ser registadas diferenças de cor significativas nos terços cervical,

central e incisal do dente. As variações mais frequentes são registadas no terço incisal. Esta área também tem a maior importância na restauração protética com coroas e pontes de cerâmica, porque o bordo incisal torna-se visível mesmo quando os lábios estão apenas ligeiramente separados.

2. A segunda variação de tipo de dente mais frequentemente observada é o dente com variações de cor muito pequenas em toda a superfície vestibular, juntamente com uma distribuição difusa de translucidez. É particularmente difícil reproduzir esses efeitos. Este dente é frequentemente quase monocromático e opaco e a reprodução exacta da cor da dentina é de importância decisiva. É o tipo de cor mais frequente em pessoas jovens, mas também é visto em idosos. Estes dentes são frequentemente muito opacos e sem caraterísticas claramente definidas.

3. Outro tipo de dente tem variações de cor predominantemente no terço cervical. O dente tem maior intensidade de cor aqui porque a camada de esmalte é mais fina na região cervical, e a dentina mais escura aparece através dela. As alterações no envelhecimento do dente também são mais evidentes no terço cervical.

4. Noutro tipo de dente, as variações na coloração do dente estão limitadas ao terço central. As variações de cor podem ser expressas como faixas no centro do dente ou como uma única faixa estreita de um desvio de cor na região incisal central ou na região cervical central. Esta variação pode ocorrer em todos os grupos etários e em todas as tonalidades de brilho, mas aparece mais frequentemente com o aumento da idade.

5. A cor de base do dente jovem e brilhante muda lentamente ao longo da vida. De

um tom de base quente que varia entre o branco, o amarelo-mel e o avermelhado, a cor muda para o amarelo-alaranjado e para o castanho-alaranjado associado à velhice.

Não só os factores externos, como o desgaste, mas também os factores internos, como as alterações nos tecidos duros, provocam alterações na aparência de um dente. Estas alterações são acompanhadas por uma perda do valor da cor (ou seja, o dente torna-se cada vez mais escuro e, em muitos casos, mais cinzento). Os componentes escuros da raiz, lentamente expostos, reforçam ainda mais esta impressão visual. Para criar o desenho de um dente periodontalmente danificado numa restauração de cerâmica, a transição de forma e cor entre a coroa e a raiz deve ser alvo de especial atenção. Uma vez que a preparação destes dentes deixa frequentemente pouco espaço para a faceta cerâmica, é indispensável a utilização controlada de pós cerâmicos opacos e coloridos.

Distribuição da translucidez:

Com a própria cor e a sua distribuição no dente, a distribuição do esmalte dentário é um dos factores mais importantes na aparência total da cor do dente.

De acordo com Yamamoto, foram estabelecidas 3 categorias principais

Tipo A: Dentes com distribuição indeterminada e difusa da translucidez e dentes com uma camada translúcida em todo o dente.

Tipo B: Dentes com uma camada translúcida apenas na região incisal.

Tipo C: Dentes com uma camada translúcida nas regiões interproximal e incisal.

Os tipos A e B predominam até aos 30 anos; após essa idade, o tipo de translucidez C é mais provável.

ORIENTAÇÕES PARA A SELECÇÃO CLÍNICA DA TONALIDADE

A seleção clínica da cor envolve normalmente a comparação visual direta das diferentes amostras de cor que estão presentes num guia de cores com os dentes naturais e a determinação da que melhor corresponde aos dentes.

SELECÇÃO DE UMA FONTE DE LUZ PARA A CORRESPONDÊNCIA DE SOMBRAS:

Saleski[5] analisou e abordou as qualidades que são desejáveis numa fonte de luz ideal para a correspondência de sombras:

1. A luz deve ter um conteúdo de cor completo.
2. A fonte de luz com conteúdo de cor total deve ter intensidade suficiente para ultrapassar a influência da luz ambiente e deve mostrar tanto a pigmentação ligeira como a dominante no dente. A fonte de luz não deve, no entanto, ser tão intensa que as ligeiras diferenças de cor sejam ultrapassadas ou desvanecidas.
3. A fonte deve ser confortável para o olho, permitindo-lhe percecionar a cor de forma precisa e confortável.
4. A luz deve ser normalizada. A sua qualidade e quantidade devem ser imutáveis de dia para noite ou de estação para estação e, para efeitos de comunicação cromática, devem ser imutáveis de local para local.

A luz provém de uma variedade de fontes. Ocorre naturalmente sob a forma de luz solar e, artificialmente, é produzida por uma chama, por lâmpadas eléctricas incandescentes e por lâmpadas fluorescentes, de mercúrio e de sódio.

A luz solar é a fonte tradicional de luz para a realização de trabalhos que envolvam cor. A exposição solar a norte na parte central de um dia (meio-dia) ligeiramente nublado é considerada a fonte ideal. Esta é conhecida como "luz do dia padrão".

Uma luz desta natureza nem sempre está presente durante os procedimentos de correspondência de cores, uma vez que a hora do dia e a época do ano afectam a cor da luz solar. Este facto, associado à necessidade de realizar procedimentos de cor na ausência de luz do dia, levou à necessidade de sistemas de iluminação artificial que simulem a luz do dia padrão.

A adequação da iluminação artificial para utilização em procedimentos de comparação de cores baseia-se na capacidade da fonte de luz para se aproximar da luz do dia padrão. A capacidade de reprodução é medida utilizando referências como a temperatura da cor, as curvas de reflectância espetral e um índice de reprodução de cores (CRI).

TEMPERATURA DA COR:

Quando um corpo de ferro preto é aquecido gradualmente, começa a brilhar, primeiro com uma tonalidade vermelha, depois amarela, branca e azul. Se traçarmos o aumento de temperatura deste radiador de ferro preto, podemos relacionar a temperatura com a mudança de cor e estabelecer uma escala de temperatura de cor. Essa escala existe e é normalmente utilizada para indexar a cor das fontes de luz em graus Kelvin, o que equivale a graus centígrados +273.

A temperatura de cor de algumas fontes de luz comuns é a seguinte: uma vela -

2000q K; uma lâmpada incandescente de 200 watts - 2900q K; uma lâmpada fluorescente branca quente

- 3000q K; uma lâmpada fluorescente branca fria - 4200q K; e a luz de um céu nublado - cerca de 6500q K.

Embora a temperatura Kelvin seja um método conveniente para descrever a cor de uma fonte de luz, é unidimensional e não nos diz nada sobre a distribuição da cor na fonte.

DISTRIBUIÇÃO DE ENERGIA ESPECTRAL

Se medirmos a energia emitida por uma fonte de luz num espectrorradiómetro, comprimento de onda a comprimento de onda, podemos ver a distribuição relativa da cor no espetro visível.

As curvas de reflectância espetral mostram as quantidades relativas de luz de cada comprimento de onda produzidas por uma fonte de luz.

ÍNDICE DE RESTITUIÇÃO DE CORES (CRI)

Um diagrama de cromaticidade representa uma fonte de luz com base nas quantidades relativas das três primárias de luz (vermelho, verde e azul) necessárias para obter a cor. Existe apenas um ponto no diagrama em que todas as tonalidades do espetro são iguais. A esta "luz branca" é atribuído um índice de reprodução de cores (CRI) de 100, que é a melhor fonte para os procedimentos de comparação de cores.

Não existem luzes artificiais com um índice de restituição de cores de 100, mas as que têm um índice superior a 90 são consideradas adequadas para a correspondência de cores. Algumas fontes de luz normalmente utilizadas têm os seguintes índices de restituição de cores: luz do dia fluorescente 75; branco quente fluorescente - 56; branco frio fluorescente - 68.

No entanto, existem várias lâmpadas fluorescentes com correção de cor, com índices de restituição de cor superiores a 90, que proporcionam um ambiente propício a uma correspondência de cores óptima no consultório dentário (Verd - A - Ray's Indoor Sun e Criti colour, Duro - Test's Vita Lite e General Electric's Chroma 50). Embora estas luzes proporcionem o melhor ambiente para a correspondência de cores, a seleção deve ser verificada com outros sistemas de iluminação normalmente utilizados devido ao problema do metamerismo.

Uma escolha de cor que pareça boa em todas as condições de iluminação é altamente desejável, mas nem sempre é possível. Poderá ter de ser tomada a decisão de aceitar a melhor combinação disponível para a fonte de luz sob a qual os dentes são mais frequentemente vistos. A luz incandescente e a luz fluorescente branca fria são comuns em casa e no consultório, respetivamente, e devem estar disponíveis no consultório dentário para efeitos de comparação.

A luz incandescente emite uma grande quantidade de energia na zona vermelho-amarela do espetro e muito pouca na zona azul. Por conseguinte, se iluminarmos amostras de vermelho, amarelo e azul sob uma fonte de luz incandescente, veremos que o vermelho e o amarelo são bastante fortes ou altamente saturados, enquanto o azul é fraco e não tem saturação.

A fonte fluorescente branca e fria é rica em energia azul-verde e baixa em energia vermelha, notamos que o vermelho é dessaturado e o amarelo é menos saturado do que com uma fonte de tungsténio ou incandescente.

A cor azul é bastante forte e saturada.

As lâmpadas fluorescentes têm um conteúdo de cor completo e reproduzem a cor com muito mais exatidão do que as lâmpadas do tipo branco frio, mas é lamentável que todas as fontes fluorescentes emitam picos de energia causados pelos gases de mercúrio utilizados para estimular os fósforos. Estes picos de energia ocorrem em vários pontos do espetro e podem causar distorção da cor quando são utilizados para a correspondência crítica de tonalidades.

A utilização de um candeeiro cirúrgico dentário não é recomendada porque é muitas vezes demasiado forte e, por conseguinte, interfere com a discriminação fina das três dimensões da cor. A utilização apenas de luz ambiente proporciona um ambiente de iluminação mais natural.

QUANTIDADE DE ILUMINAÇÃO

A quantidade mínima recomendada de iluminação da sala para uma correspondência de cores correta no consultório dentário é de cerca de 200 velas de pé quando medida a 30 polegadas acima do chão. O nível de iluminação é aproximadamente o mesmo que o de três luminárias de teto, cada uma com quatro tubos de 48 polegadas, instaladas numa sala de 3 metros por 3 metros.

Para além de melhorar o ambiente de correspondência de cores, esta quantidade de iluminação também ajuda a reduzir a fadiga ocular quando existe uma diferença significativa entre o nível de luminosidade na boca e o do ambiente circundante imediato, ocorre uma fadiga ocular excessiva.

A luz da unidade deve ser ajustada de modo a fornecer a quantidade de luz necessária para a execução correta dos procedimentos intra-orais com este nível de brilho estabelecido; o brilho da área circundante deve ser controlado de modo a que o nível de adaptação visual não se altere significativamente quando o observador estiver a desviar o olhar da boca. Para uma adaptação transitória mínima, deve ser mantido um rácio de luminosidade de 3:1 entre a área intra-oral e a área circundante.

LOCALIZAÇÃO DA ILUMINAÇÃO

A iluminação mais próxima do ideal foi a proporcionada pelo teto totalmente luminoso, pelas luminárias de perímetro aberto embutidas e pelas luminárias de perímetro aberto montadas à superfície. A instalação totalmente luminosa é conseguida através da iluminação fluorescente de todo o teto da sala. A instalação de perímetro aberto envolve a utilização de luminárias à volta de todo o perímetro do teto (quer sejam embutidas ou montadas à superfície), não havendo luminárias no centro do teto.

As luminárias devem ser posicionadas de modo a que a luz seja distribuída uniformemente para o local desejado. A iluminação embutida no teto deve limitar a perda lateral e ascendente de luz, proporcionando uma superfície reflectora adequada para projetar a luz para baixo.

Geralmente, é utilizado um difusor para cobrir os tubos fluorescentes, de modo a obter um brilho uniforme sem imagens visíveis dos tubos. Estas caraterísticas contribuem para o conforto do doente quando um sistema de iluminação é visto a partir de uma posição supina. No entanto, o difusor deve passar pelo menos 85% da luz e permitir a passagem de uma iluminação de espetro total nas zonas visível e ultravioleta.

RESTRIÇÃO DA LUZ

Quase todos os cones se encontram na fóvea central ou na sua proximidade, enquanto os bastonetes predominam nas zonas periféricas da retina. Este facto pode ser utilizado com vantagem para melhorar a perceção do valor, que é geralmente considerado como a mais importante das três dimensões da cor. O estrabismo restringe a quantidade de luz que entra no olho, de modo a que o foco seja menos agudo, o que desloca a resposta visual da zona foveal para as zonas periféricas da retina, onde predominam os bastonetes.

Os bastonetes são capazes de responder a níveis de luz muito baixos, e apertar os olhos ajuda o observador a determinar se existe uma diferença de valor entre a amostra da escala de cores e o dente. Por outro lado, a determinação da tonalidade e do croma requer a presença de uma quantidade adequada de luz.

CORES CIRCUNDANTES

Na sala de operações dentárias, a luz incide sobre uma variedade de objectos no ambiente circundante e é reflectida. Mesmo que exista uma boa fonte de luz, a luz pode ser alterada para uma forma inaceitável quando chega à boca onde está a ser efectuada a seleção da cor. Por exemplo, a luz do sol pode ser alterada ao passar pela janela pela presença de cortinas coloridas. Tanto a luz solar como a iluminação artificial podem ser drasticamente alteradas ao atingirem paredes de cores vivas ou outras áreas de elevado croma no seu caminho para o doente.

As roupas de cores vivas do dentista ou do doente podem refletir cores indesejáveis no ambiente de seleção. O campo do doente pode ser usado para mascarar uma cor indesejável na roupa do doente, desde que o campo em si não introduza uma cor reflectora indesejável. O batom deve ser removido de modo a não interferir com a cor percepcionada.

Foi recomendada a inclusão de controlos de regulação da intensidade da luz no sistema de iluminação de uma sala onde exista um ambiente inaceitavelmente colorido.

Uma redução da iluminação ambiente ajuda a evitar que a luz reflectida afecte a seleção da cor. Pode ser utilizada uma fonte de luz portátil com correção de cor para fornecer iluminação oral. Este tipo de procedimento pode ser eficaz, mas requer prática para obter uma perspetiva natural devido à fraca iluminação da sala e à iluminação oral relativamente elevada.

Um cinzento claro é o fundo ideal para a correspondência de cores, de acordo com a American Society for Standard Testing and Materials e o The Inter Society Colour Council. A notação Munsell do cinzento corrigido é N7/ a N9/. O "N" significa neutro ou acromático e o número indica o valor do cinzento.

Foram desenvolvidas diretrizes para os esquemas de cores no bloco operatório de medicina dentária, tendo sido determinado que os ambientes cromáticos são aceitáveis desde que as tonalidades presentes satisfaçam determinados critérios. Recomenda-se a utilização de pastéis de alto valor, devendo ser evitada a utilização de grandes áreas de elevado croma.

A parte do teto que não é ocupada pelo sistema de iluminação deve ser branca ou esbranquiçada, com um valor de 9 ou mais. As grandes superfícies verticais, como as partes superiores das paredes e os armários altos, devem ter um valor igual ou superior a 8 e um croma inferior a 4.

As superfícies inferiores das paredes e dos balcões devem ter um valor igual ou superior a 7 e um croma inferior a 6. Os pavimentos devem ter um valor igual ou superior a 6 e um croma inferior a 3. Outro aspeto a ter em conta é evitar superfícies com um brilho elevado, uma vez que produzem reflexos perturbadores que interferem com uma boa precisão visual.

MOMENTO DA SELECÇÃO

O processo de seleção da cor deve ser realizado quando se pode dedicar tempo suficiente para identificar a melhor combinação de cores. Demasiadas vezes, o processo de redução do dente, a moldagem e o fabrico de restaurações provisórias tornam-se a principal preocupação do dentista, e a seleção da cor é espremida no final da consulta.

Um bom procedimento envolve a seleção da cor na consulta de diagnóstico, quando se determina que é necessária uma restauração de cerâmica. Isto deve ser incluído como parte do registo clínico inicial e registado na ficha do paciente para referência futura. A cor é confirmada na altura da consulta de preparação para garantir que a escolha feita na consulta de diagnóstico está correta.

Quando a seleção é verificada na consulta de preparação, esta deve ser feita antes da redução dentária. Após a conclusão da preparação, os olhos ficam fatigados devido à quantidade de foco concentrado necessário durante o procedimento. A retina apresenta uma adaptação se um objeto for observado continuamente por períodos de tempo superiores a 15 segundos, e os corantes semelhantes começam a parecer iguais. Este fenómeno obriga a olhares de curta duração para comparar a cor de uma amostra de porcelana com a de um dente. Recomenda-se olhares de cinco segundos com períodos de descanso em vez de olhares prolongados.

No entanto, existe um procedimento de olhar fixo que pode ser utilizado de forma vantajosa na seleção clínica da tonalidade. Olhar fixamente para uma cor faz com que os foto-pigmentos nos cones que são sensíveis à cor em causa se esgotem, mas ao mesmo tempo o olho torna-se mais sensível à tonalidade complementar. Este fenómeno de pós-imagem negativa pode ser utilizado para sensibilizar os olhos para as tonalidades amarelas dos dentes, olhando para um cartão azul médio (a cor complementar do amarelo) e, em seguida, olhando brevemente para o dente e para a amostra do guia de cores.

POSIÇÃO DO PACIENTE

Clark, ao descrever o seu sistema de cores e técnica para selecionar uma cor, afirmou que "é extremamente importante que o paciente esteja numa posição vertical quando a cor é selecionada, para que os dentes possam ser vistos no consultório nas mesmas condições em que serão vistos na sua vida profissional e social". Esta declaração inicial relativa à posição do paciente continua a ser a mais apropriada para a seleção clínica da cor.

Uma vez que a porcelana e a estrutura dentária parecem ser diferentes em determinadas condições de observação, a correspondência de cores deve ser efectuada nas condições de observação habitualmente encontradas pelo doente. Assim, a posição do doente sentado na vertical e ao nível dos olhos do observador torna-se a mais vantajosa para a seleção clínica da cor.

ESTADO DOS DENTES

As verdadeiras caraterísticas da cor e a aparência de profundidade e translucidez num dente natural não podem ser corretamente percebidas a menos que o dente esteja livre de placa bacteriana e de manchas superficiais. Se necessário, os dentes devem ser polidos antes da seleção da cor para remover a placa bacteriana e as manchas. Além disso, os dentes devem ser mantidos húmidos durante a seleção da cor. Os dentes podem sofrer desidratação muito rapidamente, e mesmo pequenas alterações de humidade interferem com o processo de seleção da cor. À medida que um dente desidrata, o seu valor aumenta e ocorrem outras alterações aparentes. A seleção de uma cor nesta altura leva a uma discrepância entre a restauração e o dente natural quando a reidratação estiver completa. A seleção da cor nunca deve ser tentada após longos períodos de isolamento do dente, como acontece durante a utilização de um dique de borracha. O teor de humidade natural do dente deve ser mantido durante o processo de seleção.

Deve permitir-se que o doente feche a boca entre as comparações para que os dentes possam ser humedecidos passando a língua sobre eles. A aplicação de um pouco do meio líquido de um kit de coloração nas superfícies facial e lingual dos dentes com uma escova ajuda a eliminar a desidratação. Este líquido não se evapora facilmente e ajuda a conter a humidade nos dentes enquanto a boca está aberta e os lábios e os controlos estão retraídos para o processo de seleção.

PROCEDIMENTO DE COMPARAÇÃO

Depois de ter sido estabelecido o ambiente de cor adequado, inicia-se o processo de seleção da cor. Segurar todo o guia de cores adjacente aos dentes pode causar confusão e pode ser difícil determinar a melhor amostra de um grupo tão grande de amostras. Por este motivo, é preferível avaliar uma amostra de cor de cada vez, segurando-a junto ao dente a ser combinado.

Em primeiro lugar, avaliar os dentes naturais do paciente para determinar as suas caraterísticas de cor (amarelo, vermelho, cinzento, etc.), observando o aspeto cervical dos dentes. Quando a cor básica é visualmente óbvia, as amostras-guia de cores corretamente pigmentadas podem ser reservadas para comparação de cores, enquanto as insatisfatórias podem ser eliminadas, reduzindo assim o número de escolhas e facilitando o processo de seleção.

Cada amostra de guia de cor em perspetiva deve ser mantida ao lado do dente a ser combinado e alinhada de modo a que a luz se reflicta na amostra de guia de cor de uma forma semelhante à do dente natural.

A cor da porção cervical da amostra da escala de cores é então comparada com a do dente natural, através de um olhar de curta duração. É aconselhável desviar o olhar e pousar os olhos num cartão azul, e depois voltar a olhar para trás para verificar a cor.

A metade incisal do dente e a amostra do guia de cor podem ser cobertas sem distração da parte incisal dos dentes. As outras amostras são observadas da mesma forma até ser tomada uma decisão relativamente à melhor correspondência de cor cervical.

Para muitos dentes, uma seleção de cor cervical é tudo o que é necessário. No entanto, alguns dentes apresentam diferentes zonas de coloração da dentina, e a seleção de cor deve ser realizada cervicalmente e repetida para outras áreas do dente, uma vez que uma cor de dentina não fornece as múltiplas caraterísticas de cor presentes no dente.

A coloração da dentina torna-se menos intensa à medida que o bordo incisal se aproxima, e o dente torna-se mais translúcido devido ao facto de a espessura global faciolingual ser composta por menos dentina e, portanto, relativamente mais esmalte. Além disso, os dentes anteriores são mais finos incisalmente, o que permite a passagem de mais luz. O processo de seleção da cor deve incluir uma determinação do local onde a translucidez do esmalte é visualmente aparente, com base em medições desde o bordo incisal até à área em que a translucidez termina. Estas medidas podem ser transferidas para um diagrama do dente para utilização durante o fabrico em laboratório.

É melhor evitar o envolvimento desnecessário dos pacientes no processo de seleção da cor. Por exemplo, o manuseamento ao paciente de todas as amostras da escala de cores pode criar confusão, uma vez que os pacientes muitas vezes não estão familiarizados com a cor dos seus dentes e não estão familiarizados com as caraterísticas de cor das amostras da escala de cores. Alguns pacientes gostam de estar envolvidos no processo de tratamento e, quando se sente essa necessidade, a seleção final pode ser mostrada ao paciente para aprovação, ou podem ser dadas ao paciente as duas melhores possibilidades e ser-lhe permitido participar na decisão final.

DISTÂNCIA DE SELECÇÃO

Os procedimentos dentários são realizados em estreita proximidade com os dentes, e há uma tendência para realizar o procedimento de seleção da cor à distância de trabalho habitual. No entanto, uma seleção feita a 3 a 6 pés da cavidade oral é muitas vezes mais útil, uma vez que é representativa das condições em que os dentes do doente serão mais frequentemente observados.

Quando alguém se encontra pela primeira vez, geralmente são trocados sorrisos e cumprimentos, e é nessa altura e à distância que as restaurações são frequentemente detectadas. Se for necessário um estudo visual considerável e um exame minucioso para determinar que a restauração está presente, a correspondência de cores deve ser considerada muito boa. Isto é particularmente verdade quando é o olho treinado de um dentista que tem dificuldade em fazer a determinação.

A seleção à distância é particularmente útil na avaliação do valor. Uma vez que os dentes naturais se situam na parte inferior da gama cromática, as decisões relativas aos aspectos cromáticos de uma restauração são mais difíceis quando a observação tem lugar a alguma distância e, consequentemente, o valor torna-se mais evidente.

VERIFICAÇÃO:

Nunca é demais realçar a importância de o processo de seleção da cor ser realizado por uma segunda pessoa, como um assistente dentário. Este procedimento fornece outra opinião e ajuda a compensar a fadiga ocular individual e os defeitos visuais da cor.

A verificação da cor deve ser efectuada em mais do que uma ocasião. O procedimento de seleção da cor deve ser realizado inicialmente na consulta de diagnóstico. A escolha é feita pelo médico dentista sem a presença de um auxiliar. O auxiliar faz então uma seleção sem a presença do dentista e os dois comparam as suas escolhas individuais. Este procedimento produz por vezes resultados contraditórios, mas a resolução da discrepância facilita a determinação da melhor correspondência entre as escolhas disponíveis. A escolha mútua é registada na ficha do doente para referência futura.

O mesmo procedimento é então realizado numa consulta subsequente sem referência ao registo do doente. Isto serve para verificar a seleção da cor pelas mesmas pessoas num dia diferente, talvez a uma hora diferente do dia, e com um nível de fadiga ocular diferente. A escolha final da cor pode então ser registada no processo do doente e nos formulários de autorização do laboratório adequados.

GUIAS DE CORES DENTÁRIAS

Os guias de cores são exemplos de várias combinações de cores disponíveis nos fabricantes de próteses dentárias, resinas de restauração e porcelana. Estas amostras são comparadas com os dentes naturais e é determinada a combinação de cores mais próxima.

Embora nenhum guia de cores ou combinação de guias inclua todas as combinações de cores que podem ser encontradas na prática clínica, foi alcançado um nível razoavelmente elevado de correspondência de cores clínicas, o que atesta as capacidades artísticas de muitos dentistas na seleção da melhor cor disponível e na determinação das modificações de cor necessárias para melhorar ainda mais a correspondência de cores.

As guias de cores que são as mais usadas atualmente não mudaram muito nos últimos 50 anos, exceto no que diz respeito à adição de mais algumas cores de tabulação. No início dos anos 70, Sproull publicou uma série de artigos que examinavam a correspondência de cores em medicina dentária e fez sugestões sólidas à profissão e aos fabricantes para a direção da investigação e desenvolvimento de produtos.

Nos cerca de 25 anos que se seguiram, numerosos estudos identificaram limitações adicionais dos guias de cor e das formulações de porcelana disponíveis e sugeriram o desenvolvimento de guias de cor ordenados logicamente, o que permitiria uma orientação correta no espaço de cor dos dentes naturais.

Clark[69] colocou grande ênfase no valor e no croma e menos na tonalidade. Tal como Sproull referiu, Hayashi sugeriu que a seleção da cor começasse pelo valor, seguido do croma e depois do ajuste da tonalidade

- O sistema Clark[69] utilizava apenas 3 tonalidades básicas, 19 etapas de valores e seis etapas de croma, disponíveis a partir de 13 pós de porcelana.
- Guia de Hayashi[4] representava 125 localizações igualmente espaçadas no espaço de cores espaçadas no espaço de cores dos japoneses.
- Lemire e Burk[65] desenvolveram um guia de cores com uma configuração semelhante à roda de cores de Munsell. A escala de valores era representada por dois níveis de fichas de cores.

Foram utilizadas três tonalidades básicas, com um lado amarelo/vermelho e o outro amarelo. À medida que as pastilhas de cor da camada se estendem para fora, a tonalidade mantém-se constante, enquanto o croma aumenta e o valor diminui.

- Binns[70] comparou os guias de cores existentes com a gama de cores dos dentes naturais e indicou que, embora os guias estivessem organizados de forma lógica, não cobriam a gama de cores dos dentes naturais.

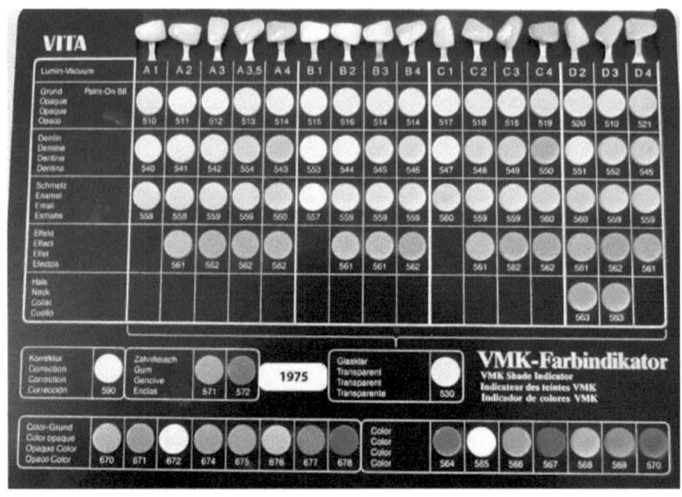

GUIA DE CORES VITA LUMIN COMBINADO COM AS PASTILHAS COZIDAS DE OUTROS COMPONENTES DO SISTEMA VITA PORCELAIN (VIDENT).

- A Boone, no Reino Unido, desenvolveu o sistema de análise de cor personalizado Spectratone. O sistema baseia-se em 4 cores primárias opalescentes, amarelas, cor-de-rosa e cinzentas que, através de uma mistura precisa para a combinação pretendida, permite obter uma vasta gama de cores de dentina (matiz) com uma intensidade de cor precisa (croma) e luminosidade ou escuridão (valor). Ao selecionar a tonalidade correta, depois o croma e o valor, é possível estabelecer uma correspondência de cor precisa em apenas 3 passos.

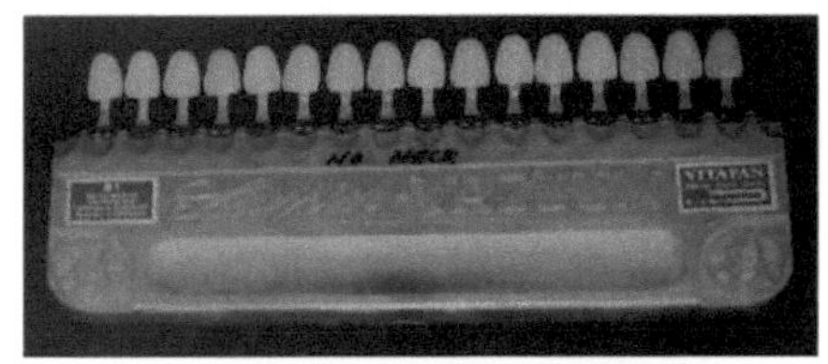

VITA LUMIN CLASSIC

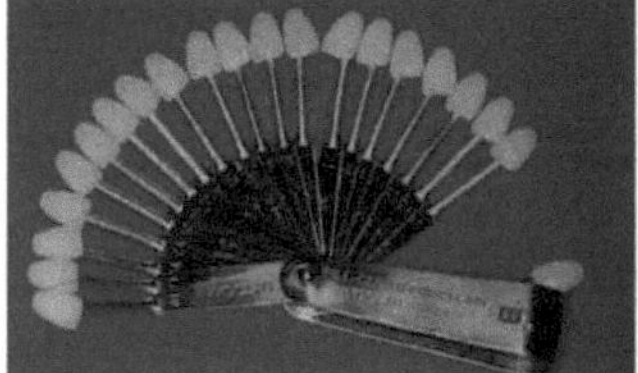

IVOCLAR

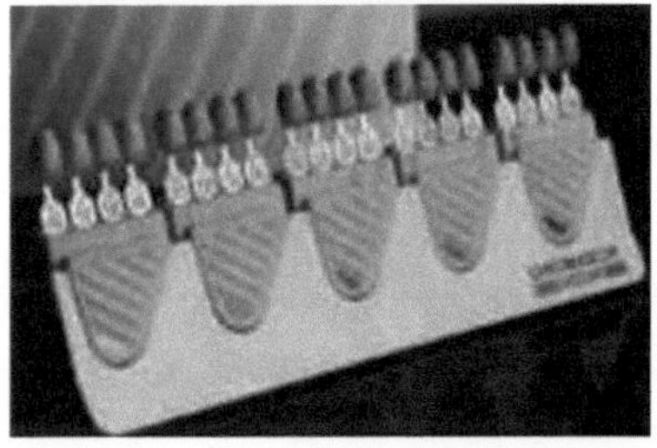

CHROMASCOP UNIVERSAL SHADE GUIDE.

VITAPAN 3D - MASTER SHADE SYSTEM (Vita Zahnfabrik, Bad Sackingen, Alemanha)

De acordo com o fabricante, este sistema de cores fornece uma disposição sistemática de "Praticamente todas as cores de dentes naturais existentes", e foi determinado que a ordem das dimensões das cores neste sistema é adequada. Com base em medições espectrofotométricas de dentes naturais, o guia de cores está organizado de forma a cobrir o espaço tridimensional de cores dos dentes naturais numa ordem lógica e visualmente equidistante.

Em vez de agrupar as tonalidades por Hue, como nos guias Vita classical (Vita Zahnfabric) e Chromascop (lvoclar Vivodent, Amherst, Nova Iorque), os 26 separadores estão dispostos em cinco níveis de valor claramente discerníveis, sendo 1st o mais claro e 5th o mais escuro. Dentro de cada nível existem separadores que representam diferentes cromas e matizes.

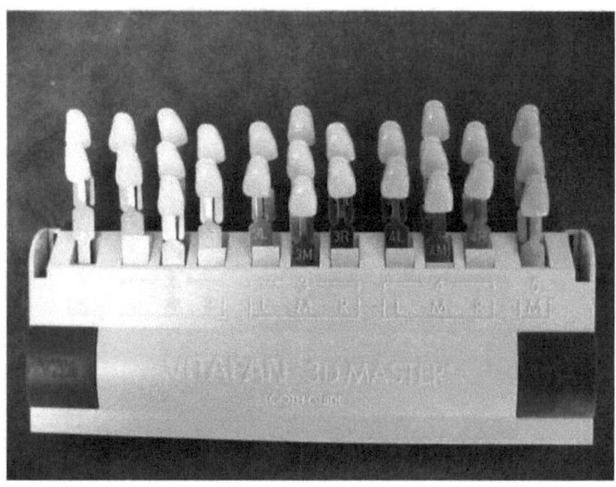

Os cinco níveis cobrem a área do sólido de cor CIELAB ocupada pelos dentes naturais, com aproximadamente 50% das tonalidades dos dentes naturais a ocuparem o nível de valor intermédio. O nível de valor mais claro tem apenas dois passos de croma de um único matiz, e o nível de valor mais escuro tem três passos de croma de um matiz. Cerca de 2% dos dentes naturais ocupam estes níveis exteriores. Os grupos 2, 3 e 4 têm três níveis de croma da tonalidade média e laranja, e dois níveis de croma em cada mudança de tonalidade para amarelo ou vermelho. A sequência de seleção da cor é o valor, depois o croma, seguido da tonalidade.

A forma como as tonalidades são formuladas permite um passo visualmente percetível entre os níveis de valor. A particularidade deste sistema é a possibilidade de selecionar esta tonalidade intermédia; os pós podem ser misturados para a obter com previsibilidade. Não existem passos visualmente perceptíveis entre os níveis de croma de cada tonalidade.

GUIA DE TONALIDADE PERSONALIZADA

As guias convencionais não cobrem a gama de cores dos dentes naturais, são inconsistentes e não correspondem aos materiais ou à espessura utilizados na restauração efectiva.[71]

O desenvolvimento de ligantes líquidos orgânicos com índice de refração ajustado permite a visualização da tonalidade da cerâmica pós-queimada no estado não queimado.[72]

A capacidade de visualizar a tonalidade, o croma e o valor de uma unidade de cerâmica não cozida permite ao clínico um controlo mais preciso dos determinantes da cor, da comunicação e da realização.[73] O médico desenvolve a cor pretendida utilizando uma forma moldada e pó de porcelana dentária não cozida.

Um separador de cor personalizado feito com porcelana não cozida[74] alivia muitos dos problemas de comunicação que são frequentemente encontrados pelo dentista e pelo técnico. Permite ao dentista antecipar melhor o resultado clínico.

Com um determinado sistema de porcelana e para efetuar os ajustes necessários nas tonalidades padrão para obter uma correspondência aceitável na restauração concluída. Ao efetuar as modificações de cor antes do fabrico em laboratório, o dentista pode evitar muitas decepções e modificações frustrantes após o fabrico.

A confiança e a satisfação do doente aumentam e a relação entre o médico e o técnico melhora.

Ware[75] (1984) sugere que se faça a seleção das cores na consulta inicial, e que se obtenham moldes de diagnóstico. O dentista reduz o dente a ser restaurado, ou um dos dentes envolvidos, no molde de diagnóstico. O técnico de porcelana pode então fabricar uma face de porcelana para encaixar no molde de diagnóstico preparado.

Na consulta de preparação, o dentista coloca a face de porcelana sobre o dente preparado e determina as variações de cor com os dentes naturais adjacentes. Se for necessária uma alteração de cor ou de caraterização, esta pode ser feita escolhendo outra tonalidade ou pintando correcções diretamente sobre a face de porcelana e solicitando ao técnico de laboratório que as iguale.

FABRICO DE UM GUIA DE SOMBRA PERSONALIZADO:

O guia de cores personalizado pode servir para verificar as misturas de cores, mas também serve como ajuda na determinação da cor. Os dois requisitos importantes para o guia de cores personalizado são uma base metálica e a colocação do material cerâmico numa espessura de camada realista.

Uma estampagem metálica com a forma de um incisivo central maxilar serve de base de cozedura. Estas subestruturas metálicas têm na sua superfície pós cerâmicos reais de baixa fusão. Uma vez que é utilizada uma liga capaz de resistir à cozedura de cerâmica, é possível colocar em camadas e cozer tantos pós cerâmicos quantos os necessários.

Uma concha metálica na região lingual facilita a fixação da guia de cor a um suporte. A concha também simplifica o manuseamento da guia de cor com uma pinça durante o processo de estratificação. Uma forma de silicone é facilmente preparada para simplificar e padronizar a forma de tais guias de sombra. O material de moldagem é prensado numa cobertura de plástico e vários dentes de diferentes formas são prensados no material, com as suas superfícies labiais viradas para o silicone. Para compensar a contração dos dentes a fabricar, utilizar dentes de reserva de conjuntos de grandes dimensões.

Utiliza-se um bisturi afiado para aparar o molde de silicone, devendo evitar-se absolutamente os cortes inferiores. Antes de iniciar a colocação do material cerâmico, o molde deve ser revestido com uma camada de agente de libertação, tal como é utilizado no fabrico de ombros cerâmicos. O processamento subsequente é muito simples. O material de dentina pré-misturado é colocado na forma, ligeiramente condensado e a placa de metal opaca é colocada sobre ele. Uma ligeira batida faz com que a placa se afunde ligeiramente no pó de dentina. A camada de base pode então ser coberta com dentina opaca.

Após uma breve remoção do excesso de humidade, o material é seco com uma corrente de ar quente. Isto provoca um ligeiro encolhimento dos pós cerâmicos, que depois se separam ligeiramente do molde de silicone, permitindo que toda a massa seja facilmente removida do molde.

O processamento posterior é semelhante ao utilizado no fabrico de uma coroa de cerâmica normal. A dentina é cortada incisivamente quase até à camada de base. Isto proporciona uma espessura de camada realista do guia de cor. Os mamelões, a dentina secundária e todas as nuances de cor desejadas são cuidadosamente aplicados. A forma do dente é construída com esmalte e pós transparentes.

Com a prática, é mesmo possível reposicionar a guia em camadas no padrão de silicone para lhe dar uma forma correta sem quaisquer ajustes de retificação.

A guia de cor pode ser melhorada em termos de forma e cor após a queima. Se a guia for fabricada na presença do doente, pode ser imediatamente comparada intra-oralmente. Se a guia de cor preparada for enviada ao dentista para comparação com o doente, deve pedir-se ao dentista que registe os desvios em relação ao padrão de cor do modelo, ou alterações de cor tão exactas quanto possível (por exemplo, tornar o esmalte mais transparente; intensificar a cor no colo do útero, etc.). O fabrico rotineiro de padrões de cor personalizados oferece uma oportunidade adicional de alargar o espetro de cor, que é o de um guia de cor personalizado em crescimento.

Todas as descrições das camadas de sombra e da guia de sombra fixa são obtidas e podem ser recuperadas para a estimativa de sombra mais tarde, se necessário.

DISPOSITIVOS PARA TIRAR A SOMBRA

Os aparelhos de medição da cor foram concebidos para ajudar os clínicos e técnicos na especificação e controlo da cor dos dentes. O primeiro dispositivo de medição de cor concebido especificamente para uso clínico dentário foi um colorímetro com filtro. O Chromascan (Sterngold, Stamford, Connecticut) foi introduzido no início dos anos 80, mas teve um sucesso limitado devido a a sua conceção e precisão inadequadas.[76]

O desenvolvimento posterior foi impedido principalmente pela falta de recursos e de empenhamento por parte da indústria - o mercado era demasiado pequeno. Agora, com a estética como um dos principais focos do marketing dentário e com a disponibilidade de ópticas de medição da cor melhoradas, as empresas estão dispostas a fazer o investimento necessário para aplicar tecnologia avançada ao desafio do controlo da cor.

CONCEPÇÃO DE BASE:

Todos os dispositivos de medição da cor consistem num detetor, num condicionador de sinal e num software que processa o sinal de forma a tornar os dados utilizáveis no laboratório ou no consultório dentário. Devido à complexa relação entre estes elementos, uma análise colorimétrica exacta é, na melhor das hipóteses, difícil.

COLORIMETROS:

Os colorímetros com filtro utilizam geralmente três ou quatro fotodíodos de silício que possuem filtros de correção espetral que simulam de perto as funções padrão do observador. Estes filtros actuam como geradores de funções analógicas que limitam as caraterísticas espectrais da luz que atinge a superfície do detetor. A incapacidade de fazer corresponder exatamente as funções do observador padrão com os filtros, mantendo ao mesmo tempo uma sensibilidade adequada para níveis de luz baixos, é a razão pela qual a precisão absoluta dos colorímetros com filtro é considerada inferior à dos dispositivos de varrimento, como os espectrofotómetros e os espectrorradiómetros. No entanto, devido à sua natureza de deteção consistente e rápida, estes dispositivos podem ser precisos com medições diferenciais. É por esta razão que são frequentemente utilizados para o controlo de qualidade.

Os colorímetros intra-orais sofrem com a perda de bordas e com a incapacidade de assumir uma posição repetível no dente, pelo que podem ser imprecisos e não repetíveis quando utilizados com espécimes policromáticos e translúcidos, como os dentes naturais. Seghi e colaboradores[77] concluíram que os dados recolhidos por um colorímetro podem ser significativamente alterados pela translucidez. Haywood e colaboradores[78] afirmaram que os colorímetros são concebidos para superfícies planas e não curvas.

CÂMARAS DIGITAIS COMO COLORÍMETROS COM FILTRO.

Os dispositivos mais recentes utilizados para a correspondência da cor dentária baseiam-se na tecnologia das câmaras digitais. Em vez de fazer incidir a luz sobre a película para criar uma reação química, as câmaras digitais captam imagens utilizando CCDs, que contêm muitos milhares ou mesmo milhões de elementos sensíveis à luz microscopicamente pequenos (fotossítios).

Tal como os fotodíodos, cada fotossítio responde apenas à intensidade total da luz que incide na sua superfície. Para obter uma imagem a cores, a maioria dos sensores utiliza uma filtragem para observar a luz nas suas três cores primárias, de forma análoga ao colorímetro filtrado descrito anteriormente. Existem várias formas de registar as três cores numa câmara digital. As câmaras de melhor qualidade utilizam três sensores separados, cada um com um filtro diferente. A luz é direcionada para as diferentes combinações filtro/sensor através da colocação de um divisor de feixe na câmara. O divisor de feixe permite que cada detetor veja a imagem simultaneamente. A vantagem deste método é que a câmara regista cada uma das três cores em cada localização de pixel.

ESPECTROFOTÓMETROS E ESPECTRORRADIÓMETROS

Gage e Macbeth[79] desenvolveram um filtro de luz do dia com base nas preferências de trabalho de coloristas industriais, e as selecções representavam quase universalmente uma fase da luz do dia do céu a norte entre 6000 K e 8000 K. Foi após esta seleção subjectiva da luz do dia preferida que os espectrofotómetros, instrumentos que medem a cor, passaram a ser utilizados e confirmaram a universalidade destas preferências.

Estes instrumentos são concebidos para produzir as medições de cor mais exactas. Os espectrofotómetros diferem dos espectrorradiómetros principalmente porque incluem uma fonte de luz estável. Existem dois tipos de concepções básicas normalmente utilizadas para estes instrumentos. O instrumento de varrimento tradicional consiste num único detetor de fotodíodos que regista a quantidade de luz em cada comprimento de onda.

A luz é dividida em pequenos intervalos de comprimento de onda, passando por um monocromador. Uma conceção mais recente utiliza uma matriz de díodos com um elemento dedicado para cada comprimento de onda. Esta conceção permite a integração simultânea de todos os comprimentos de onda. Ambas as concepções são consideravelmente mais lentas do que os colorímetros com filtro, mas continuam a ser as ferramentas necessárias para examinar e desenvolver dispositivos precisos de medição da cor.

Clinicamente, no entanto, não parece prático utilizar colorímetros ou espectrofotómetros devido à sua extrema precisão, que em algumas situações pode ser confusa para o clínico.[80] Esta precisão pode induzir em erro mesmo o clínico mais experiente e conhecedor, uma vez que podem ser registadas leituras diferentes dentro da mesma distância de 1 a 2 mm num dente individual.

DISPOSITIVOS ACTUALMENTE DISPONÍVEIS:

(i) Medidor de croma Shade NCC (Natural Colour Concept) da SHOFU.

O medidor de cor NCC (Natural Colour Concept) Chroma Meter da Shofu (Shofu Dental, Menlo Park, Califórnia) está disponível desde a década de 1990. Consiste numa sonda de contacto manual de pé livre, com cerca de 3 mm de diâmetro. A sonda é colocada contra o dente e o botão de ativação é premido. Isto envia um flash de luz para o dente, a partir da periferia da sonda, e a luz reflectida é transportada através do centro da sonda para o detetor, onde a luz recolhida é distribuída uniformemente através de filtros de cor que correspondem de perto às três funções padrão do observador.

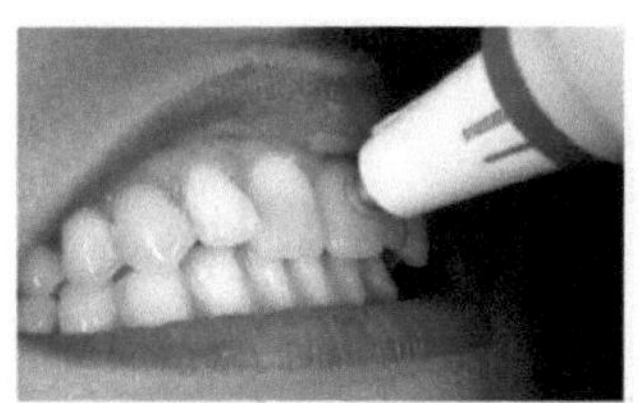

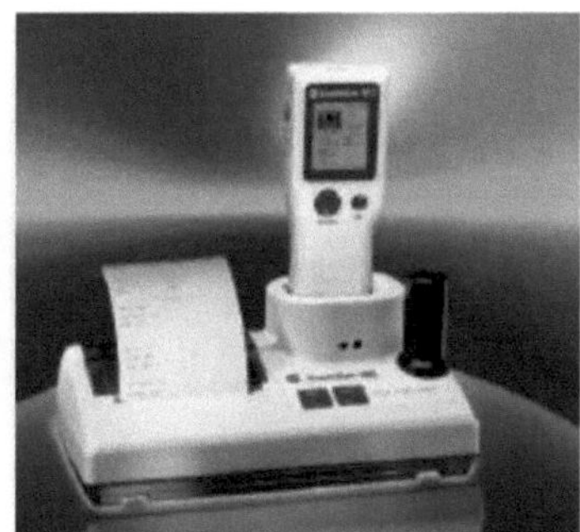

Os dados são transmitidos para a unidade de acoplamento através de um sinal de infravermelhos. Existe uma base de dados de amostras de porcelana armazenada na memória e é apresentada a correspondência mais próxima do alvo com os dados armazenados. É gerada uma leitura que inclui o número do dente, a designação do guia de cores vita lumen mais próximo e os pós específicos de opaco, corpo e esmalte. Embora o olho de cor tenha sido desenvolvido para utilização com o sistema Vintage Halo Porcelain (Shofu Dental), as versões actualizadas do software também fazem referência a outras porcelanas populares.

ii) SOMBRA VITA EASY:

O Vita Easyshade (Vident, Brea, Califórnia) é um espetrofotómetro portátil que consiste numa peça de mão ligada a uma unidade de base por um conjunto de cabos de fibra ótica monocilíndricos. A ponta da sonda de contacto tem aproximadamente 5 mm de diâmetro. Contém 19 feixes de fibra ótica com 1 mm de diâmetro.

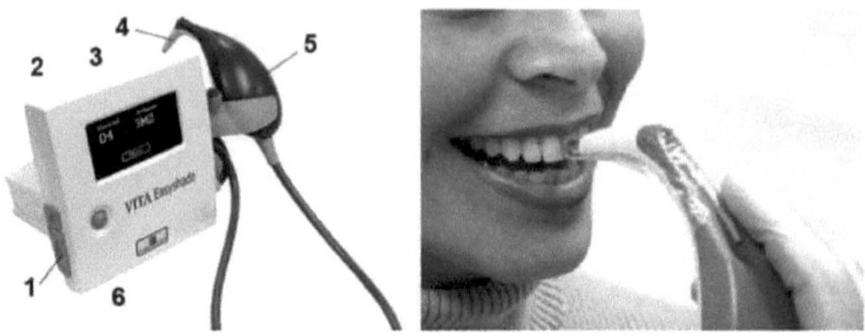

Ponta de sonda Easyshade com barreira de controlo de infecções.

Durante o processo de medição, o dente é iluminado pela periferia da ponta, dirigindo a luz de um halogéneo incorporado na unidade de base para a superfície do dente. Existem vários espectrómetros na peça de mão que monitorizam a fonte de luz e medem a luz dispersa internamente.

Uma combinação de vários filtros e matrizes de fotodíodos recebe a luz à medida que esta é direcionada através das fibras de retorno localizadas no centro da ponta de prova. Através desta disposição, a reflexão espetral da luz dispersa é essencialmente medida em larguras de banda de 25 nm. Antes da medição, é necessário selecionar um modo de medição (dente, coroa ou aba de cor). O ecrã apresenta a cor vita mais próxima na designação do guia de cores clássico ou 3D.

iii) VARRIMENTO DA SOMBRA:

O primeiro sistema a combinar a imagem digital a cores com a análise colorimétrica foi apresentado pela Cynovad (Saint-Laurent, Canadá). O Shade Scan é um dispositivo portátil com um ecrã LCD a cores para ajudar na localização e focagem da imagem. Através de um cabo de fibra ótica, uma fonte de luz de halogéneo ilumina a superfície do dente num ângulo de 450° e recolhe a luz reflectida a 00°. A intensidade da luz e a calibração para os padrões de cinzento e cor são continuamente monitorizadas e ajustadas para proporcionar uma reprodução de cor consistente.

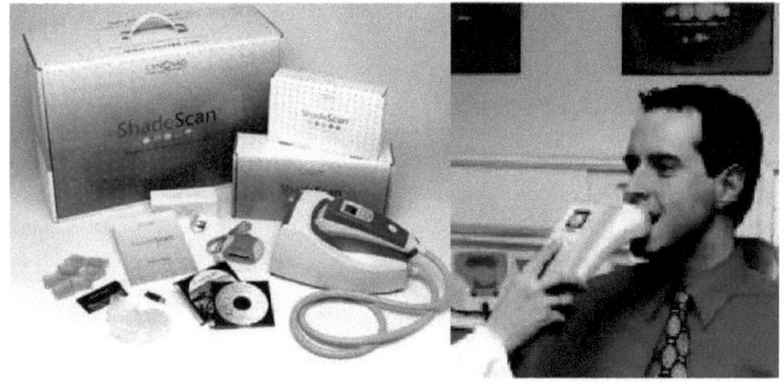

A imagem é gravada num flashcard, evitando a necessidade de um computador no consultório. Os dados transmitidos podem ser descarregados para um computador com o software ShadeScan. O mapeamento da cor e da translucidez pode, portanto, ser transmitido ao laboratório dentário por correio eletrónico ou através da inclusão de uma impressão ou de um flashcard com os elementos clínicos necessários para o fabrico da restauração. O mapeamento da cor da superfície com o software padrão está nas designações básicas de cor Vita Lumin. O mapeamento de cores de alta resolução, conversões adicionais de designações de guias de cores e valores de Hue/ value/ chroma são possíveis com software adicional para laboratórios dentários.

iv) SISTEMA DE VISÃO DENTÁRIA SHADE RITE:

Outro instrumento que combina a análise digital da cor com a análise colorimétrica é o Shade Rite Dental Vision System (X-Rite Inc., Grand Rapids, Michigan). É constituído por um dispositivo portátil com a sua própria fonte de luz e um ecrã LCD que facilita o posicionamento no dente. Para focar e alinhar a câmara, deve ser localizado um "ponto de brilho" na junção dos terços gengival e médio do dente. As medições são efectuadas através de uma série de filtros rotativos que simulam as funções do observador padrão CIE.

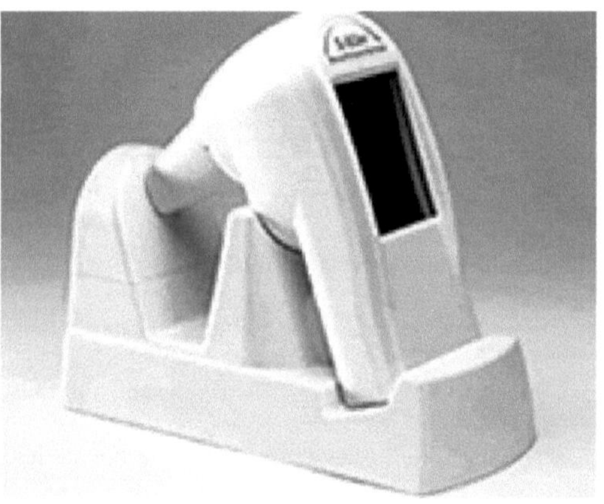

O dispositivo é autónomo e é colocado na sua estação de ancoragem para calibração e transmissão de dados para o computador. É possível efetuar o mapeamento da sombra e da translucidez e os dados colorimétricos (valores CIE L* a* b*) podem ser descarregados do computador. O laboratório deve dispor do software necessário.

v) SOMBRA SPECTRO

O SpectroShade (MHT, Niederhasli, Suíça) é o dispositivo de medição da cor dentária mais complexo em termos de design e o mais complicado em termos de hardware. Oferece a maior flexibilidade em termos de análise de cor e dados colorimétricos e é de longe o mais caro. É o único que combina a imagem digital da cor com a análise por espetrofotómetro. A peça de mão é relativamente grande em comparação com os modelos de sondas de contacto, e o seu posicionamento pode ser complicado.

A calibração é um processo de duas etapas que envolve o posicionamento da peça de mão contra azulejos brancos e verdes. A luz de uma fonte de halogéneo é emitida através de feixes de fibra ótica e lentes para a superfície do dente a 450. A imagem do dente é apresentada no ecrã do computador para que o posicionamento possa ser verificado.

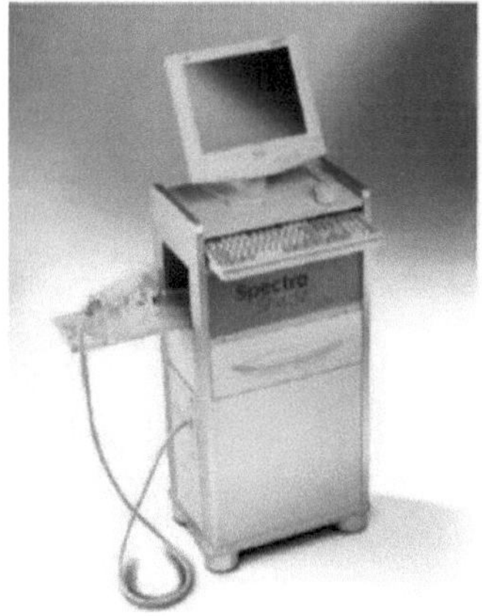

A luz incidente é monocromática quando atinge o dente e, quando é reflectida, o processo de varrimento espetral é completado em larguras de banda de

10 nm por um CCD a preto e branco e um CCD com filtro de cor. Uma vez que existe uma curva espetral associada a cada pixel do CCD, é gerada uma quantidade significativa de dados para análise.

As diferenças de cor podem ser calculadas entre imagens comparadas e são possíveis mapas de cores de complexidade crescente e um para translucidez. O software contém referências de guias de cor para a maioria dos sistemas de porcelana, e podem ser adicionadas mais. A cor mais próxima e a magnitude da diferença de cor em relação a essa referência são especificadas. Uma imagem digital do dente, o mapa de cores e os dados colorimétricos podem ser transmitidos ao laboratório por via eletrónica ou por impressão.

vi) SISTEMA CLEARMATCH: O sistema Clear Match (Smart technology, Hood River, Oregon) permite uma abordagem diferente da correspondência digital das cores.

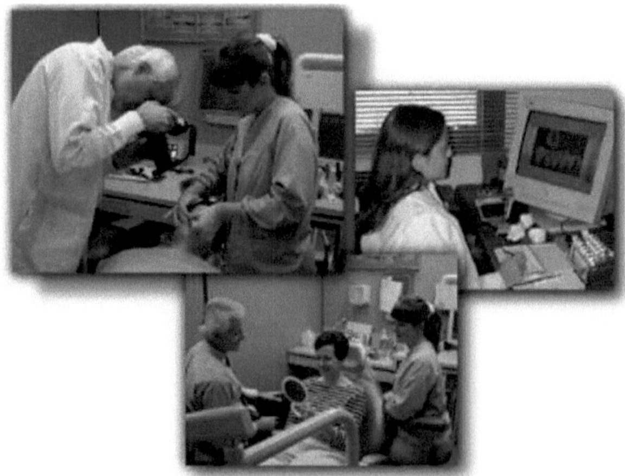

Trata-se de um sistema de software que requer um PC de plataforma

Window e uma câmara digital. Para calibrar corretamente o sinal digital a cores, é necessário incluir em cada fotografia um padrão a preto e branco e um separador de tonalidade.

O mapeamento detalhado da sombra é fornecido em designações de guias de sombra, e as informações de guias de sombra padrão e personalizadas podem ser introduzidas na base de dados do sistema. Uma vez que este sistema é apenas um software, é o mais económico.

Caraterísticas principais

- Sistema baseado em software para comunicação e análise de sombras
- Utiliza qualquer câmara digital
- Normaliza imagens a cores
- Sem necessidade de hardware proprietário
- Contém todos os principais sistemas de guias de sombra e permite a adição de guias personalizadas. Processo:
- Adquirir imagens de pacientes
- Importar imagens para o ClearMatch
- Apontar e clicar para normalizar as imagens
- Clique para mapear o valor e a sombra
- Clicar uma vez para enviar as informações para o laboratório
- Construir e assentar a prótese sem refacções resultantes de problemas de Sombra ou Valor

SELECÇÃO DA COR PARA VÁRIAS RESTAURAÇÕES DENTÁRIAS

SELECÇÃO DE CORES PARA DENTES EM ACRÍLICO:

As diretrizes actuais para a seleção da cor dos dentes de prótese sugerem que a idade, o sexo e a tez do doente são factores a considerar.[81] Além disso, a forma e a cor dos dentes selecionados devem ter um aspeto natural e ser agradáveis para o doente. Existem inúmeras diretrizes para a escolha do tamanho e da forma dos dentes artificiais, e essas diretrizes baseiam-se geralmente em alguma base racional, se não empírica. A seleção da cor, por outro lado, é mais subjectiva, com diretrizes gerais e não específicas.

Os dentistas utilizam normalmente guias de cores pré-determinadas para selecionar a luminosidade ou escuridão corretas, de modo a obter uma seleção ou correspondência de cores bem sucedida. Exceto em situações raras, é impossível obter uma correspondência exacta da cor e existe uma probabilidade considerável de erro na seleção.[82] Young et al[8] 3 realizaram um estudo que avaliou as diferenças de cor em próteses de resina acrílica e dentes naturais. As conclusões destes estudos sugerem que os dentistas não devem considerar o género e a tez na seleção da cor dos dentes para próteses completas. Embora os dentes naturais escureçam com a idade, a cor dos dentes de resina selecionados para próteses completas tende a ser relativamente independente da idade dos pacientes. Estes dados implicam que os doentes idosos típicos recebem dentes demasiado claros para a sua idade. Por conseguinte, os dentistas devem sugerir que os resultados de aparência mais natural ocorrem quando são selecionados dentes mais escuros. No entanto, as qualidades translúcidas e opalescentes dos dentes naturais mais velhos não estão bem representadas no guia de cores que foi estudado.

SELECÇÃO DE CORES PARA BASES DE DENTADURAS:

Nenhum tecido do corpo humano tem uma cor uniforme. Todos são agregados de um certo número de tonalidades, e a maioria tem tonalidades variáveis da mesma tonalidade.[84]

Já se ouviu muitas vezes a queixa de que uma prótese completa superior e inferior não combinam na cor. Visto de fora da boca, provavelmente não combinam, mas na boca, apoiadas por tecido oral, combinam de facto. Isto significa simplesmente que a reprodução da cor da superfície e o efeito de cor de um corpo translúcido são problemas diferentes. O efeito de cor de qualquer base de prótese deve ser avaliado no seu ambiente final, a boca do utilizador.

A investigação permitiu aos dentistas fornecer bases de prótese que são esteticamente agradáveis para os pacientes que têm gengivas pigmentadas. A coloração das resinas de base de prótese melhorou ao longo dos anos para complementar o desenvolvimento de dentes artificiais de aspeto natural.

SELECÇÃO DE CORES PARA RESINA COMPOSTA

A seleção da cor para a resina composta é frequentemente difícil, apesar do número crescente de cores e opacidades disponíveis.[85] Mesmo com uma cor correta, as alterações no fundo e na espessura de um compósito de resina podem alterar o seu aspeto. Além disso, as propriedades reflectoras e absorventes diferem entre os híbridos, preenchidos principalmente com partículas de vidro ou quartzo, e os micropreenchimentos, que contêm partículas de sílica pirogénica muito mais pequenas.

Muitos compósitos de resina ainda são comercializados em tonalidades como universal, claro, amarelo, etc. Estas designações de tonalidade são arbitrárias e subjectivas, e variam substancialmente entre fabricantes. O problema da correspondência de cores também é complicado pelas guias de cores fornecidas com muitos produtos. As guias de tonalidade são geralmente feitas de plástico (em vez do material compósito real) e, na melhor das hipóteses, dão uma aproximação da verdadeira tonalidade do compósito de resina.

Os fabricantes estão cientes destes problemas e muitos desenvolveram compósitos de resina que estão relacionados com o guia de cores vita lumen. O guia vita foi concebido para porcelana e existem muitos problemas técnicos envolvidos no desenvolvimento de compósitos de resina para corresponder a um guia de cores de porcelana.

Os dados do colorímetro do estudo de Swift et al[8] 6 indicam que não existem dois compósitos com a mesma tonalidade designada que aparentem ter a mesma cor em circunstâncias de visualização ideais. Ainda assim, os fabricantes de compósitos estão a tentar padronizar as tonalidades dos seus produtos. Apenas três dos doze pares de compósitos testados neste estudo tinham valores E superiores a 6,8, e é possível que apenas esses pares de compósitos pudessem ser percepcionados como diferentes em condições clínicas reais. Para além disso, a translucidez inerente aos compósitos de resina pode limitar o significado clínico das diferenças de cor, permitindo que a cor da estrutura dentária adjacente e subjacente transpareça. Este efeito camaleão do compósito de resina tem sido comummente observado pelos clínicos há vários anos. Além disso, as diferenças de cor que são facilmente percepcionadas em condições ideais são menos perceptíveis para muitos observadores in vivo.

SELECÇÃO DA COR PARA RESTAURAÇÕES PROVISÓRIAS:

A estética e o controlo da cor em prótese dentária são frequentemente tão necessários durante a fase provisória do tratamento como na restauração final. Cohn[87] descreveu uma técnica em que porções de resina acrílica eram cortadas da restauração. O local foi corado e preenchido novamente com resina acrílica autopolimerizável.

Foram também relatados outros métodos de sombreamento personalizado, tais como a adição de corantes ao polímero de resina acrílica ou a adição de giz colorido finamente raspado às porções de pó ou de base dos cimentos temporários.[88]

Os kits de coloração comerciais foram concebidos para serem utilizados na alteração da cor e na caraterização da cor de restaurações de resina acrílica. Estes corantes são pigmentos dispersos em plástico líquido de cura rápida. São de secagem rápida, facilmente aplicados ao lado da cadeira e estão disponíveis em várias tonalidades. Podem ser utilizados corantes externos ou internos para obter a cor adequada.[8] 9 As resinas à base de metacrilato de metilo/etilo e de metacrilato de bis-acrilo utilizadas em materiais provisórios podem sofrer alterações de cor quando sujeitas ao ambiente oral.[11] O grau de alteração da cor pode ser afetado por vários factores, incluindo a polimerização incompleta, a sorção de água, a dieta e a higiene oral.[90]

A acumulação de água e a foto-oxidação foram consideradas responsáveis pela alteração da cor interna.[81]

SELECÇÃO DE CORES PARA TODAS AS RESTAURAÇÕES DE CERÂMICA:

Há muito que a profissão de dentista se preocupa com o problema de fazer corresponder a aparência das restaurações cerâmicas à dentição natural do paciente. No que diz respeito à aparência de uma restauração colorida, a cor de uma restauração dentária metalo-cerâmica ou cerâmica pura (AC) é decisiva. As restaurações AC sem uma subestrutura metálica permitem uma maior transmissão de luz no interior da restauração, melhorando assim a cor e a translucidez da restauração, mas ainda assim não é possível garantir uma restauração estética perfeita com a cor dos dentes.

As facetas de porcelana proporcionam um efeito de máscara para a cor de fundo quando cimentadas ao substrato com um agente de cimentação (Davis *et al*[92] ., 1992). A cor é determinada não só pela cor da porcelana, mas também pela espessura da porcelana, a espessura e a cor do agente de cimentação, e a cor da estrutura dentária subjacente (Vichi *et al.*,[93] 2000). As cerâmicas são translúcidas em espessuras clinicamente relevantes (Heffernan *et al.*,[9] 2002), e com diferentes materiais de núcleo, as translucências variam dentro das cerâmicas.

Devido à ausência de métodos padrão de correspondência e previsão de cor na medicina dentária clínica para unidades de "agente de cimentação em cerâmica pura" para fundos específicos - que podem ser um pilar, núcleo, um dente descolorido ou dentina - será desenvolvido um modelo *in silico* para correspondência, previsão e simulação de cor, tendo em conta a cor do fundo e a cor do agente de cimentação.[95]

SELECÇÃO DE CORES PARA LAMINADOS:

A utilização de restaurações de facetas laminadas de porcelana (PLV) tornou-se popular na medicina dentária estética. Embora esta técnica permita uma redução conservadora dos dentes, a restauração limita-se em grande parte à camada de esmalte, o que dificulta a produção de uma cor natural.

Ao selecionar a cor dos laminados, é aconselhável ter em conta a cor da gengiva. A cor da gengiva varia entre vermelho, cor-de-rosa ou laranja.[96] Embora as linhas da linha do sorriso de algumas pessoas não revelem a gengiva, a cor do dente restaurado deve misturar-se harmoniosamente com as cores da gengiva e dos lábios.

Outra consideração importante deve ser a influência do cimento de cimentação subjacente. A cor final da restauração não pode ser confirmada até que seja cimentada com uma faceta de porcelana.

SELECÇÃO DA COR PARA DENTES DESCOLORADOS:

O tratamento de dentes descolorados representa um problema substancial.

Os dentes descolorados após a preparação enquadram-se numa destas quatro categorias: laranja, castanho, azul-púrpura e cinzento-avermelhado.

Quando os dentes descoloridos são restaurados com facetas, a cor do dente pilar preparado deve ser ligeiramente visível e combinada com a cor da faceta laminada de porcelana (PLV). Em muitas situações clínicas, apenas os dentes anteriores maxilares são restaurados. Nestas situações, é especialmente importante que haja harmonia entre a cor dos dentes restaurados e a dos outros dentes não tratados.

Uma abordagem prática para o fabrico de restaurações PLV é a utilização da teoria da cor complementar.[97] Isto dita a utilização da cor da porcelana que neutraliza (complementa) a cor do dente do pilar preparado existente. A utilização da técnica das cores complementares proporciona resultados superiores aos da técnica convencional (mascaramento).

SELECÇÃO DE CORES PARA PRÓTESES FACIAIS:

O desenvolvimento de uma prótese facial de aparência natural é uma necessidade para a aceitação do paciente.

O fabrico de uma prótese estética depende de dois factores. Em primeiro lugar, a reprodução dos contornos anatómicos normais do doente deve ocorrer na área ou áreas a reconstruir. Em segundo lugar, a coloração da prótese deve corresponder aos tons de pele circundantes.[98]

A coloração da prótese é um aspeto difícil da reconstrução protética maxilofacial e pode ser efectuada por métodos intrínsecos, extrínsecos ou por uma combinação destes dois métodos de coloração. Muitos estudos descreveram várias técnicas de coloração para próteses faciais[99,100] , mas é geralmente considerado que a coloração intrínseca produz a reconstrução mais natural.

Tanto os espectrofotómetros como os colorímetros têm sido utilizados para medir a cor da pele, da porcelana e dos dentes.[101]

A cor de uma prótese facial resulta da adição de corantes a um material de restauração. A cor final é afetada pela estabilidade da cor da matriz e dos corantes utilizados. Os corantes são pigmentos ou corantes que conferem cor a objectos que de outra forma seriam incolores ou modificam a cor percebida. Os pigmentos são partículas insolúveis que, na maioria das vezes, produzem camadas que dispersam a luz. Os corantes são substâncias molecularmente dispersas que produzem mais frequentemente camadas transparentes. Os corantes e os pigmentos são derivados de fontes orgânicas ou inorgânicas. Os pigmentos inorgânicos absorvem frequentemente a luz de acordo com as caraterísticas do componente iónico do composto. Alguns exemplos são o óxido de titânio, o óxido de ferro, o óxido de cobalto e o óxido de crómio ou de cobre. Os pigmentos inorgânicos são normalmente selecionados porque as suas qualidades de cor são mais duradouras e permanentes do que as dos pigmentos orgânicos.[102]

A técnica de coloração das próteses faciais tem evoluído lentamente à medida que se desenvolvem novos materiais. Kazanjian e outros apelaram a uma aplicação extrínseca de corante para obter o tom de pele desejado. Barnhart utilizou pós de metacrilato de metilo coloridos aplicados intrinsecamente à borracha de silicone. Tashima adicionou pós de pigmentos inorgânicos ao pó de metacrilato de metilo transparente e depois aplicou-os intrinsecamente a uma borracha de silicone de qualidade médica. Firtell e Bartlett adicionaram pigmentos inorgânicos diretamente à borracha de silicone. Schaaf utilizou uma máquina de tatuagem para aplicar os pigmentos na prótese. Ouellett utilizou uma pistola de pulverização artística para aplicação de cor extrínseca. Bartlett et.al. escolheram um adesivo médico de silicone como veículo para a coloração extrínseca da prótese.

COMUNICAÇÃO À SOMBRA

As autorizações de trabalho para restaurações de ceramometal raramente são acompanhadas de informações específicas sobre a cor. Muitas vezes falta-lhes um diagrama, botões de cor, descrição da translucidez incisal, cor gengival e outras caraterísticas individuais.

É interessante notar a escassez de informação que muitas vezes é dada ao ceramista e o muito que se espera dele. Ordens vagas no formulário de prescrição do laboratório, como "um pouco mais escuro que um A-3", são indicativas da falta de clareza e da ausência de uma linguagem comum para a comunicação da cor. Este facto dificulta a possibilidade de fazer corresponder a cor a um dente natural, mas existe uma linguagem disponível.

A utilização e compreensão das três dimensões da cor pode melhorar muito a comunicação entre a equipa dentista-ceramista. Algumas restaurações requerem a utilização de zonas de cor diferente para obter uma correspondência com os dentes naturais, especialmente num local esteticamente proeminente. A localização destas zonas de cor pode ser medida no dente e a informação pode ser transferida para um diagrama. A forma e a extensão da translucidez, bem como outras caraterísticas únicas, tais como fissuras no esmalte ou áreas manchadas, também podem ser identificadas e localizadas geograficamente num diagrama. Um simples desenho da forma da coroa rotulado com as informações adequadas pode ser uma ajuda valiosa para o técnico de laboratório dentário.

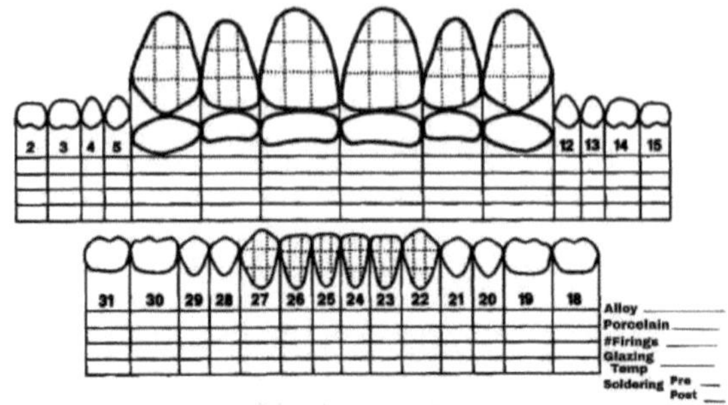

Fig. 10. Esthetics prescription form.

A caraterização pode ser localizada num desenho, mas pode ser mais útil se for desenhada num molde que duplique o tamanho, a forma e os contornos da restauração solicitada. Uma imagem do(s) separador(es) de cor selecionado(s) perto do dente a restaurar ou a combinar deve acompanhar o pedido escrito e os moldes. Embora não se possa confiar na cor da imagem para uma avaliação ou correspondência exactas, a aparência visual da translucidez, caraterização e mistura de cores é muito superior à de um desenho. A imagem digital pode ser enviada eletronicamente ou num disco compacto. Discutir com o técnico os métodos preferidos de documentação e comunicação de informações melhora o processo de duplicação de sombras.

A FOTOGRAFIA COMO AUXILIAR NA CONCEPÇÃO DA COR:

O desenvolvimento da macrofotografia extra-oral e intra-oral deu início a uma melhor comunicação entre o dentista e o laboratório. Boas fotografias de dentes anteriores ajudam no estudo da variedade de formas e cores dos dentes naturais. Também tornam os erros claros de uma forma indiscutível. É possível aprender a melhorar a cor no futuro com esses erros. A disponibilidade de uma série de excelentes câmaras e lentes macro e as rápidas mudanças na indústria de câmaras tornam difícil recomendar um equipamento específico. A facilidade de utilização, a tecnologia simples e um preço aceitável parecem ser as caraterísticas mais importantes a procurar. Em princípio, as câmaras podem ser caracterizadas como automáticas (com medição da luz através da lente) ou manuais.

A iluminação com dois sistemas de flash colocados lateralmente tem a vantagem sobre o flash anelar, na medida em que o primeiro produz menos reflexo da superfície vestibular do dente. Se for utilizado um flash de anel integrado, é desejável uma posição um pouco lateral da câmara porque as cores são melhor representadas e evita-se o flash frontal direto. As objectivas macro de alta qualidade são particularmente adequadas para grandes planos extremos (2:1) dos dentes.

A película utilizada deve ser comprada em grandes quantidades para evitar variações de cor nas transparências feitas a partir de vários lotes de película. As fotografias polaroid têm uma utilização limitada nas estimativas de cor porque produzem frequentemente distorções de cor.

DUPLICAÇÃO DE SOMBRAS

FACTORES QUE AFECTAM A DUPLICAÇÃO DE SOMBRAS:

A segunda fase da reprodução da cor é a duplicação da cor selecionada. A duplicação da cor selecionada é realizada durante o fabrico da restauração no laboratório de prótese dentária.

A habilidade e o discernimento do técnico são os principais responsáveis pela duplicação da sombra. Foram identificadas numerosas variáveis que podem contribuir para erros no processo de duplicação de sombras.

REDUÇÃO DOS DENTES E ESPESSURA DA CERÂMICA:

Uma das principais causas da falta de correspondência de cor é a redução inadequada do dente, deixando espaço insuficiente para a porcelana e a estrutura metálica. Este problema é especialmente observado na região cervical, onde o opaco deve ser levado até a margem para mascarar o metal.

À medida que a margem se aproxima, a espessura da porcelana dentinária sobrejacente diminui. A espessura da dentina é inadequada para difundir a luz, o que resulta numa elevada refletividade da luz da camada opaca (valor elevado - croma baixo). A área marginal é frequentemente sub-reduzida pelo dentista. Para compensar este problema, o técnico dentário contorna frequentemente a porcelana na margem, na tentativa de diminuir a reflectância do opaco. O resultado provável é a inflamação gengival.

Outra área problemática é a junção do terço incisal e médio do dente. Esta área é frequentemente mal preparada sem dois planos de redução. O ceramista deve tornar a camada de dentina fina nesta área para corresponder ao contorno e à forma do dente contra-lateral. Mais uma vez, o opaco altamente refletor e de elevado valor aparece através da fina camada de dentina.[103]

As regiões de sombreamento ocorrem quando há quantidades excessivas de dentina sem suporte opaco, como nas regiões interproximais ou nas regiões cervicais dos pônticos. Estas regiões parecem mais escuras e têm um croma mais baixo do que outras regiões da coroa.

O aspeto lingual da preparação da coroa é muitas vezes intencionalmente reduzido para maximizar o comprimento da parede lingual para reciprocidade contra a parede facial. Consequentemente, apenas uma fina camada de porcelana dentinária pode ser colocada para uma oclusão correta. O resultado é uma área de elevada refletividade e elevado valor.

O aumento da espessura da porcelana permite obter melhores resultados. Por conseguinte, é encorajada a redução máxima do dente sem violar a integridade pulpar.[12]

TIPO DE LIGA:

Certas ligas metalo-cerâmicas alteram a cor final da porcelana colada. Crispin BJ et al[1] 7 estudaram o efeito de cinco ligas metalo-cerâmicas diferentes na cor da porcelana opaca e da dentina e concluíram que a estabilidade da cor da porcelana sobre as ligas de metais altamente nobres foi considerada excelente. As ligas de paládio-prata e níquel-crómio resultaram em alterações de cor significativas apenas na porcelana de dentina. As maiores alterações de cor foram encontradas com a liga de paládio-prata, que resultou numa maior saturação amarelo-verde. A liga de níquel-crómio também produziu uma cor, embora não tão severa, resultando numa cor de porcelana com um valor reduzido ou leveza.

Assim, o resultado do presente estudo sugere que o tipo de subestrutura da liga utilizada no fabrico de restaurações metalo-cerâmicas pode afetar significativamente a cor resultante. A seleção da cor ou do material de porcelana pode ter de ser modificada para acomodar estas alterações de cor, particularmente quando são utilizadas ligas à base de paládio-prata e níquel-crómio.

⅋ SELECÇÃO DE PÓ E LÍQUIDO:

O pó e o líquido para a restauração de cerâmica devem ser selecionados do mesmo fabricante, caso contrário, pode levar a uma desadequação da cor final. Shaffner e Jones[104] estudaram a influência da mistura de pó de porcelana na cor. O estudo revelou que a percentagem de cada cor de pó de porcelana medida em volume, em comparação com a fórmula completa, se revelou relativamente constante. A utilização de uma medida de volume para dosear os pós de porcelana pode resultar em diferenças de cor estatisticamente significativas.

⅋ TÉCNICA DE MÃO LIVRE:

A falta de correspondência entre os tons de porcelana pode resultar de técnicas à mão livre. As técnicas à mão livre dificultam a obtenção de consistência na estratificação das várias cores de porcelana.[59] O desenho assistido por computador

(CAD) e o fabrico assistido por computador (CAM) em medicina dentária oferecem uma alternativa para diminuir a variabilidade da reprodução de cores no fabrico de restaurações de cerâmica.

TÉCNICA DE CONDENSAÇÃO:

São recomendadas várias técnicas para condensar as porcelanas dentárias: 1) escovação com vibração, 2) vibração ultra-sônica e 3) espatulação. Cada técnica pode incorporar uma quantidade variável de ar na porcelana, influenciando a formação de porosidade e causando alterações na gravidade específica aparente. A distribuição das partículas e a densidade da porcelana afectam a opacidade.[105]

O método de condensação pode causar a agregação de partículas pigmentadas em vários graus, resultando em diferentes arranjos de cores. A condensação mínima pode não permitir a mistura aleatória e adequada das partículas necessária para uma mistura de cores suave. A condensação vigorosa pode separar as partículas de porcelana por tamanho, de tal forma que as partículas grandes se afundam no fundo enquanto as pequenas fluem para o topo. Uma mancha de tecido excessiva pode remover ou extrair as partículas de porcelana mais finas, deixando apenas as partículas maiores na matriz de vidro feldspático. Uma vez que a maioria das partículas de óxido metálico pigmentado são pequenas, a sua distribuição pela matriz é extremamente sensível ao método e à quantidade de condensação.

Evans et al[10] 5 estudaram a influência do método de condensação na porosidade e na cor da porcelana do corpo. Os resultados do estudo revelaram que o método de condensação não teve qualquer efeito real na porosidade, mas afectou a cor da restauração. Afirmaram que o controlo da porosidade e da cor da porcelana dentária é fundamental para o êxito das restaurações metalo-cerâmicas. Sugeriram também que os fabricantes de porcelana dentária comuniquem as distribuições do tamanho das partículas e recomendem o(s) método(s) de condensação mais adequado(s) para cada marca de porcelana dentária.

❧ INFLUÊNCIA DAS CAMADAS DE PORCELANA:

A espessura das camadas do opaco e do corpo tem sido atribuída como a causa de muitas incompatibilidades de cor.[106] Aproximadamente 2% da luz incidente é transmitida através do opaco; o restante é refletido. Antes de a camada de opaco atingir uma espessura crítica, irá transmitir alguma da cor do metal, o que pode ter um efeito no aspeto da restauração PFM acabada.

No entanto, depois de a camada de opaco ter atingido a espessura necessária para cobrir adequadamente o metal, uma espessura opticamente "infinita", um aumento adicional da espessura do opaco não altera a cor percetível da porcelana.[106,107] Quando o opaco é mais claro e menos cromático do que o corpo de porcelana que o cobre, pode haver uma mudança de cor percetível à medida que a camada de corpo de porcelana muda de espessura.

Um corpo de prova compósito de porcelana/opaco/metal pode ser considerado como uma estrutura ótica de dupla camada. A luz incidente é transmitida e espalhada pelo corpo de porcelana translúcido e absorvida e reflectida difusamente pelo opaco. Como resultado deste processo de dispersão na fase mais translúcida (porcelana do corpo), a luz incidente pode deixar a superfície interfacial corpo/ar num local diferente daquele por onde entrou. Este fenómeno tem sido designada por "reflexão de volume".[108]

VARIÁVEIS DE DISPARO:

Diferentes fabricantes sugerem diferentes intervalos de cozedura para a porcelana. Normalmente, a porcelana pode ser queimada entre $37,8^{0}$ C e 204^{0} C (100^{0} e 400^{0} C F) por minuto. Numa queima mais rápida, a porcelana deve ser mantida durante mais tempo à temperatura de maturação. Os testes sónicos indicam que um programa de queima ótimo é alcançado por um aumento de calor de 60^{0} C por minuto de 620^{0} C a 920^{0} C com uma manutenção de 1 minuto (no ar) para as amostras testadas. Para o envidraçamento, cada queima sucessiva exigiu que a temperatura fosse reduzida em $9,4^{0}$ C (15^{0} F) por queima para evitar a queima excessiva.

Hammad e Stein[70] concluíram, a partir do seu estudo, que houve um aumento significativo da tonalidade quando as temperaturas de cozedura foram aumentadas. Houve uma diminuição significativa do valor quando a temperatura de cozedura foi aumentada. Não houve alteração significativa no croma quando a temperatura de cozedura foi aumentada para todas as combinações de liga e porcelana testadas. Não se registaram alterações significativas na tonalidade, valor e croma quando o número de cozeduras foi aumentado.

As cozeduras repetidas da porcelana dentária durante o fabrico e a caraterização podem alterar as tonalidades da porcelana. Tylman afirma que a porcelana que é sujeita a cozeduras repetidas acaba por atingir uma fase de vitrificação ou transforma-se em vidro. Uma vez atingido este ponto, a cozedura continuada produzirá sobrevitrificação e uma perda de cor e contorno acompanhada por um aspeto vítreo.

Barghi[13] concluiu, com base no seu estudo, que as cozeduras repetidas, até nove vezes, não afectam visivelmente a cor da porcelana; as cozeduras repetidas podem causar a redução e a perda do autoglaze na porcelana. A ligeira alteração da cor após cozeduras repetidas pode ser atribuída ao aumento da densidade causado pela diminuição das bolhas de ar retidas no interior da porcelana.

A porcelana dentária é fabricada sob controlos cuidadosos e deve ser cozida de acordo com as especificações para evitar alterações indesejáveis.

COLORAÇÃO INTRÍNSECA E EXTRÍNSECA:

A coloração intrínseca ou extrínseca de uma restauração de porcelana pode ser necessária para obter uma correspondência de cor aceitável com os dentes circundantes. A coloração extrínseca permite a caraterização ou a modificação da cor de uma restauração de porcelana, comparando-a diretamente com os dentes circundantes.

Os corantes compostos por óxido metálico sinterizado num pó fino de porcelana são frequentemente aplicados na superfície da cerâmica para fazer coincidir a cor da restauração com a da dentição adjacente. A restauração é cozida a uma temperatura de, pelo menos, 17000 F para fundir o corante à superfície da porcelana. O aspeto dos corantes extrínsecos é diferente após a cozedura, em comparação com o aspeto inicial observado quando são aplicados no meio de glicerina-água.

Mulla e Weiner[109] investigaram a mudança de cor dos corantes laranja e azul durante a queima. Eles relataram mudanças significativas de cor durante a queima inicial, mas mudanças menos distintas ocorreram durante as queimas subsequentes. A utilização de um overglaze com o corante ou após a queima do corante autoglaze afectou apenas ligeiramente a mudança de cor.

Crispin et al[110] compararam a estabilidade de queima de corantes de vários fabricantes. Eles relataram mudanças de cor clinicamente significativas para vários corantes. As tonalidades amarelas e alaranjadas mostraram consistentemente alterações significativas, mas as suas fotografias mostraram corantes aplicados em níveis de croma muito mais elevados do que os que seriam utilizados para a modificação da cor.

Lund e Piotrowski[111] avaliaram a alteração de cor de nove corantes extrínsecos durante a cozedura. Nas condições do seu estudo, as amostras com corante de superfície amarelo apresentaram significativamente mais alterações de cor após a cozedura do que as amostras com outros corantes de superfície e as amostras de controlo.

Lund et al afirmaram que se a coloração interna for efectuada com modificadores de corpo ou pigmentos de óxido metálico, deve ser abordada tendo em conta o seguinte 1) a porcelana de corpo amarela tenderá a deslocar a tonalidade do pigmento aplicado internamente, 2) o valor tenderá a ser aumentado à medida que uma maior espessura de porcelana de corpo é sobreposta à camada opaca com o seu pigmento ou aumentada ligeiramente através da aplicação de um pigmento amarelo claro, e 3) o croma aproximar-se-á igualmente do da porcelana sobrejacente. Para compensar estas tendências, as cores devem ser exageradas em termos de valor e de croma.

ꝭ VARIAÇÕES DOS FABRICANTES:

As variações do fabricante incluem inconsistências entre a escala de cores, a porcelana e os dentes humanos. Variações entre guias de cores, fabricantes de porcelana, lotes de porcelana. Tamanho e forma inadequados das partículas, oxidação excessiva e propriedades químicas incompatíveis dos produtos.[10]

Barghi et al[6] (1985) concluíram, no seu estudo, que a cor dos guias de cores das amostras pode não representar adequadamente a verdadeira cor das porcelanas disponíveis. Além disso, pode haver uma discrepância de tonalidade entre vários lotes de uma marca de porcelana em resultado do armazenamento no laboratório ou durante o fabrico.

MODIFICAÇÃO DA SOMBRA

Quando a cor de uma nova restauração de porcelana não se harmoniza com os dentes adjacentes, há duas coisas que podem ser feitas: ou a porcelana tem de ser removida da estrutura e substituída pela cor correta da porcelana ou a cor pode ser modificada com os corantes de superfície para obter uma correspondência aceitável. A coloração de superfície pode ser efectuada como um procedimento de consultório, eliminando o tempo e os custos de chamar o paciente e devolver a restauração ao laboratório. As limitações incluem o facto de o nível de valor não poder ser aumentado com a coloração de superfície e de a coloração de superfície poder levar ao metamerismo. [112]

A melhor abordagem consiste em incorporar, desde o início, as tonalidades e proporções adequadas de porcelana incisal e de corpo na faceta da restauração.[113]

LIMITAÇÕES E ÂMBITO FUTURO

Existe uma série de limitações comuns a todos os sistemas recentemente / atualmente disponíveis e, na sua maioria, resultam da natureza do que está a ser medido (ou seja, estruturas translúcidas). A precisão das medições de cor é afetada pelo fenómeno da perda de bordos, que ocorre devido à luz "perdida" principalmente através das camadas translúcidas do dente e do esmalte cerâmico. Embora os algoritmos sejam incorporados no software para acomodar as diferentes propriedades de dispersão da luz nos dentes, coroas e separadores de cor, é difícil compensar totalmente, e isto pode ser uma fonte significativa de erro.

O mapeamento da translucidez é inadequado em todos os sistemas. A replicação da translucidez do dente continua a ser o aspeto mais difícil de corresponder à aparência de um dente natural. A transferência desta qualidade tridimensional para um mapa bidimensional traz poucos benefícios. Os sistemas que incorporam imagens digitais têm as melhores hipóteses, porque um "visual" de alta qualidade é o melhor que está atualmente disponível.

O posicionamento da sonda ou do bocal parece ser fundamental para a repetibilidade da medição. Além disso, qualquer dispositivo que utilize uma sonda de contacto de pequeno diâmetro é limitado porque não pode fornecer um mapeamento detalhado da cor na superfície; apenas uma tonalidade de base geral da área limitada medida. As boquilhas maiores estão limitadas a medições de dentes anteriores devido ao acesso.

A exatidão da cor alvo obtida a partir da medição é apenas tão boa quanto a base de dados e a sua distribuição de cores de referência. A leitura fornece a cor mais próxima da superfície medida e, se o dente a ser combinado não estiver próximo, no espaço de cor, de uma cor designada, o resultado é uma restauração incompatível. Nenhum dos instrumentos acima mencionados é suficientemente sofisticado para funcionar num modo de formulação (isto é, especificando pós e camadas para alcançar a designação de cor real de qualquer cor de dente ou distribuição de translucidez medida).

Para que esta abordagem seja eficiente, o laboratório também tem de ter o sistema e, de facto, muitos laboratórios comerciais fornecem um serviço de tomada de cor. O técnico pode verificar se o processo de replicação da cor foi exato para a tonalidade solicitada e, com os sistemas mais sofisticados, pode ser realizada uma "prova virtual". No entanto, a investigação que examina se esta abordagem instrumental fornece ou não um resultado final superior às técnicas convencionais de correspondência de cores é inexistente.

Perspetiva futura para a correspondência de restaurações totalmente cerâmicas: Devido à ausência de métodos padrão de correspondência e previsão de cor na medicina dentária clínica para unidades de "agente de cimentação totalmente em cerâmica" para fundos específicos - que podem ser um pilar, núcleo, um dente descolorido ou dentina - será desenvolvido um modelo *in silico* para correspondência, previsão e simulação de cor, tendo em conta a cor do fundo e a cor do agente de cimentação, com base na teoria de Kubelka-Munk (KM) e na Programação Evolutiva Paralela (PEP) de Redes Neuronais Artificiais (RNA).[95]

Será desenvolvida uma base de dados com as propriedades de cor dos materiais, bem como um algoritmo para o cálculo das propriedades de cor dos materiais restauradores dentários e previsões de cor final com várias combinações e várias cores de fundo. O algoritmo será programado em Java™ (Java Sun Microsystems), principalmente devido à sua portabilidade. A espessura e as condições de mistura serão ignoradas numa primeira fase por razões de simplicidade.

O principal objetivo seria eliminar a correspondência de cores e a prescrição de cores tradicionais, eliminando assim os erros na correspondência de cores e na prescrição do olho humano. Também será desenvolvida uma ferramenta de visualização para que os clínicos possam ver o resultado da restauração *in silico.*

RESUMO E CONCLUSÃO

A seleção da cor adequada e a correspondência de cores da dentição natural continua a ser um dos problemas mais desconcertantes e frustrantes da medicina dentária. A correspondência de cores pode ser comparada a um gigantesco puzzle em que cada peça tem de ser corretamente orientada e posicionada para se obter o resultado desejado.

A combinação de cores e a seleção da cor dos dentes é uma mistura de arte e ciência. Este processo requer o conhecimento das dimensões da cor, bem como a experiência clínica num ambiente que optimize o processo de seleção.

A tecnologia inadequada para ajudar na seleção e duplicação da cor tornou esta parte da medicina dentária mais uma arte do que uma ciência. Ao contrário da ciência, a forma de arte está subordinada às capacidades individuais do dentista que influenciam a previsibilidade e a reprodutibilidade da restauração acabada.

Esta competência não pode ser completamente dominada na ausência de conhecimentos científicos, nem pode ser totalmente apreendida através da mera memorização de factos sobre a cor. Em conjunto, o conhecimento e a experiência fornecem soluções gratificantes para este aspeto desafiante da medicina dentária. Assim, o dentista, tal como o artista, deve ter formação em cor para ter sucesso no trabalho com a cor. Para garantir que os dentistas do futuro tenham esta formação em cor, esta deve ser especificada para os estudantes de medicina dentária e/ou pré-dentária.

A cor é uma interação complexa entre a fonte de luz, o objeto e o observador. São muitos os factores que afectam o processo de seleção da cor. Swepston e Miller[104] resumiram-nos em seis factores principais.

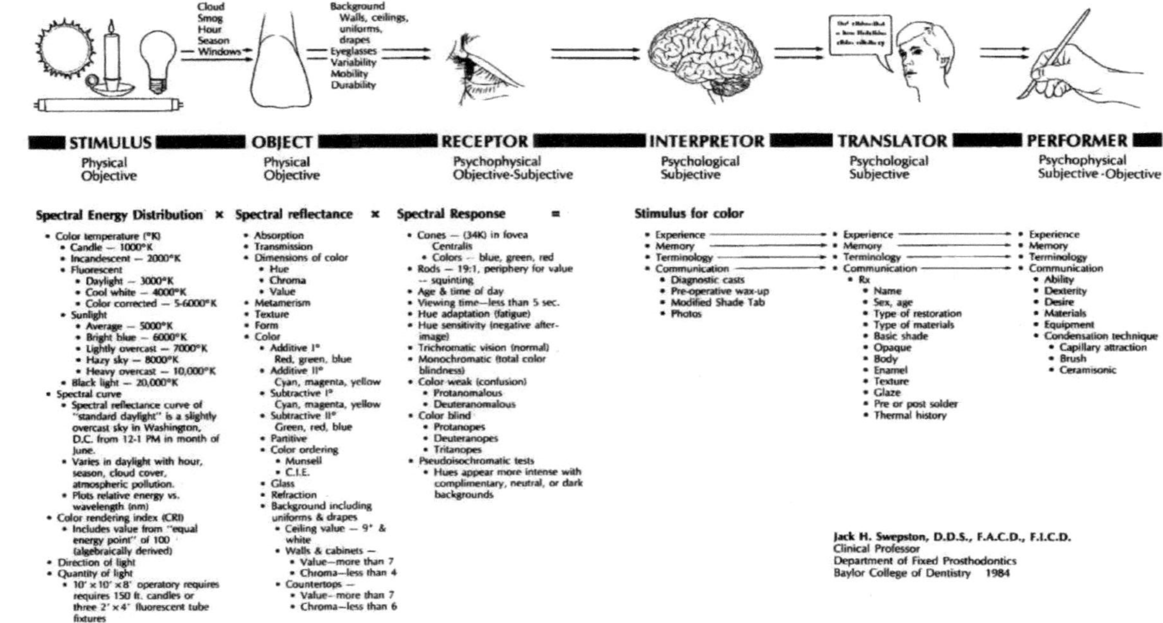

Cloud
Smog
Hour
Season
Windows
Background
Walls, ceilings, uniforms, drapes
Eyeglasses
Variability
Mobility
Durability
STIMULUS
Physical
Objective
OBJECT
Physical
Objective
RECEPTOR
Psychophysical
Objective-Subjective
INTERPRETOR
Psychological
Subjective
TRANSLATOR
Psychological
Subjective
PERFORMER
Psychophysical
Subjective-Objective
Spectral Energy Distribution × Spectral reflectance × Spectral Response = Stimulus for color
• Color temperature (°K)
• Candle — 1000°K
• Incandescent — 2000°K
• Fluorescent
• Daylight — 3000°K
• Cool white — 4000°K
• Color corrected — 5-6000°K
• Sunlight
• Average — 5000°K
• Bright blue — 6000°K
• Lightly overcast — 7000°K
• Hazy sky — 8000°K
• Heavy overcast — 10,000°K
• Black light — 20,000°K
• Spectral curve
• Spectral reflectance curve of "standard daylight" is a slightly overcast sky in Washington, D.C. from 12-1 PM in month of June.
• Varies in daylight with hour, season, cloud cover, atmospheric pollution.
• Plots relative energy vs. wavelength (nm)
• Color rendering index (CRI)
• Includes value from "equal energy point" of 100 (algebraically derived)
• Direction of light
• Quantity of light
• 10' × 10' × 8' operatory requires requires 150 ft. candles or three 2' × 4' fluorescent tube fixtures
• Absorption
• Transmission
• Dimensions of color
• Hue
• Chroma
• Value
• Metamerism
• Texture
• Form
• Color
• Additive I°
Red, green, blue
• Additive II°
Cyan, magenta, yellow
• Subtractive I°
Cyan, magenta, yellow
• Subtractive II°
Green, red, blue
• Pantitive
• Color ordering
• Munsell
• C.I.E.
• Glass
• Refraction
• Background including uniforms & drapes
• Ceiling value — 9° & white
• Walls & cabinets —
• Value—more than 7
• Chroma—less than 4
• Countertops —
• Value—more than 7
• Chroma—less than 6
• Cones — (34K) in fovea Centralis
• Colors — blue, green, red
• Rods — 19:1, periphery for value — squinting
• Age & time of day
• Viewing time—less than 5 sec.
• Hue adaptation (fatigue)
• Hue sensitivity (negative after-image)
• Trichromatic vision (normal)
• Monochromatic (total color blindness)
• Color weak (confusion)
• Protanomalous
• Deuteranomalous
• Color blind
• Protanopes
• Deuteranopes
• Tritanopes
• Pseudoisochromatic tests
• Hues appear more intense with complimentary, neutral, or dark backgrounds
• Experience
• Memory
• Terminology
• Communication
• Diagnostic casts
• Pre-operative wax-up
• Modified Shade Tab
• Photos
• Experience
• Memory
• Terminology
• Communication
• Rx
• Name
• Sex, age
• Type of restoration
• Type of materials
• Basic shade
• Opaque
• Body
• Enamel
• Texture
• Glaze
• Pre or post solder
• Thermal history
• Experience
• Memory
• Terminology
• Communication
• Ability
• Dexterity
• Desire
• Materials
• Equipment
• Condensation technique
• Capillary attraction
• Brush
• Ceramisonic
Jack H. Swepston, D.D.S., F.A.C.D., F.I.C.D.
Clinical Professor
Department of Fixed Prosthodontics
Baylor College of Dentistry 1984

O conhecimento e as ferramentas para controlar a cor existem. Utilizando esta tecnologia disponível, a profissão dentária pode trazer às próteses estéticas a mesma excelência técnica que desenvolveu nas próteses funcionais.

A correspondência de cores, que era mais subjectiva, está a tornar-se rapidamente objetiva e mais científica com o avanço da tecnologia. À medida que a tecnologia se desenvolve, a utilização da avaliação instrumental da cor em medicina dentária tem o potencial de se tornar mais previsível e precisa, minimizando assim os erros subjectivos na correspondência de cores. Uma vez que a avaliação da cor por meios visuais está repleta de variabilidade, o avanço da tecnologia pode potencialmente resolver os problemas de correspondência de cores na prótese dentária.

REFERÊNCIAS

1. Miller LL. Correspondência de sombras. J Esthet Dent 1993;5:143-53.

2. Paravina RD. Avaliação de um novo aparelho visual de correspondência de cores. Int J Prosthodont 2002;15:528-34.

3. Paravina RD, Powers JM, Fay RM. Comparação de cores de dois guias de cor. Int J Prosthodont 2002;15:73-8.

4. Sproull RC. Correspondência de cores em medicina dentária. Parte II: Aplicações práticas da organização da cor. J Prosthet Dent 1973;29:556-66.

5. Saleski CG. Cor, luz e correspondência de sombras. J Prosthet Dent 1972;27:263-68.

6. Barghi N, Pedrero JAF, Bosch RB. Efeitos da variação do lote na cor da porcelana dentária. J Prosthet Dent 1985;54:625-27.

7. Donahue JL, Goodkind RJ, Schwabacher WB, Aeppli DP. Discriminação da cor da sombra por homens e mulheres. J Prosthet Dent 1991;65:699-703.

8. Wasson W, Schuman N. Visão das cores e medicina dentária. Quintessence Int 1992;23:349-53.

9. Braunwald E et al. Harrison's principles of internal medicine, 15th edition, 2001, USA, 166-9.

10. Barghi N, Richardson JT. Um estudo de vários factores que influenciam a cor da porcelana colada. J Prosthet Dent 1978;39:282-4.

11. Crispin BJ, Caputo AA. Estabilidade de cor de materiais de restauração provisórios. J Prosthet Dent 1979;42:27-33.

12. Jorgenson MW, Goodkind RJ. Estudo espetrofotométrico de cinco tonalidades

de porcelana relativamente às dimensões de cor, espessura da porcelana e queimas repetidas. J Prosthet

Dent 1979;42:96-105.

13. Barghi N. Cor e esmalte: Efeitos de cozeduras repetidas. J Prosthet Dent 1982;47:393- 5.

14. Ronald DW et al. Johnston's modern practice in fixed prosthodontics. 4th Edition, 1986, EUA, 330-8.

15. Sorensen JA, Torres TJ. Melhoria da correspondência de cores de restaurações metalo-cerâmicas. Parte I: Um método sistemático para a determinação da cor. J Prosthet Dent 1987;58:133-39.

16. Sorensen JA, Torres TJ. Melhoria da correspondência de cores de restaurações metalo-cerâmicas. Parte II: Procedimentos para comunicação visual. J Prosthet Dent 1987; 58:669-77.

17. Crispin BJ, Seghi RR, Globe H. Efeito de diferentes ligas metalo-cerâmicas na cor da porcelana opaca e da dentina. J Prosthet Dent 1991;65:351-6.

18. Gron CL, O'Brien WJ, Boenke KM. Diferenças de cor entre a porcelana cozida e o guia de cor. Int J Prosthodont 1992;5:510-514.

19. Goodkind RJ, Loupe MJ. Ensino da cor no ensino dentário pré-doutoral e pós-doutoral em 1988. J Prosthet Dent 1992;67:713-7.

20. Barna GJ, Taylor JW, King GE, Pelleu GB. A influência de intensidades de luz selecionadas na perceção da cor dentro da gama de cores dos dentes naturais. J Prosthet Dent 1993;46:450453.

21. Shillingburg HT et al. Fundamentals of fixed prosthodontics, 3rd edition, 1997, USA, 425-431.

22. Wee AG, Monaghan P, Johnston WM. Variação de cor entre a cor pretendida e a cor fabricada da porcelana dentária. J Prosthet Dent 2002;87:657-66.

23. Kenneth AJ et al. Phillips science of dental materials. 11th edition,2004, Elsevier publications.

24. Sproull RC. Correspondência de cores em medicina dentária. Parte I: A natureza tridimensional da cor. J Prosthet Dent 1973;29:416-24.

25. Rudd KD et al. Dental lab Procedures volume 2, 2nd edition, 1986, USA, 260-9.

26. Goodkind RJ, Schwabacher WB. Utilização de um colorímetro de fibra ótica para medições de cor in vivo de 2830 dentes anteriores. J Prosthet Dent 1987;58:535-42.

27. Schwabacher WB, Goodkind RJ. Coordenadas de cor tridimensionais de dentes naturais comparadas com três guias de cor. J Prosthet Dent 1990;64:425-31.

28. Exner HV. Previsibilidade da correspondência de cores e possibilidades de melhoramento de facetas laminadas de cerâmica. J Prosthet Dent 1991;65:619-22.

29. Pizzamiglio E. Técnica de seleção de cores. J Prosthet Dent 1991;66:592-6.

30. Sawafuji F, Tsuchitoi H, Sato RR, Ishibashi K. Utilização de um sistema de correspondência de cores por computador na reprodução de cores de restaurações de porcelana. Parte 2: Reprodução da cor de amostras de porcelana estratiforme em camadas. Int J Prosthodont 1993;6:522-7.

31. Sato RR, Shiraishi A, Ishibashi K. Utilização de um sistema de correspondência

de cores por computador na reprodução de cores de restaurações de porcelana. Parte 3: Um espetrofotómetro recentemente desenvolvido e concebido para aplicação clínica. Int J Prosthodont 1994;7:50-5.

32. Davis BK, Johnston WM, Saba RF. Teoria da reflectância de Kubelka-Munk aplicada a sistemas de facetas de porcelana utilizando um colorímetro. Int J Prosthodont 1994;7:227-33.

33. Douglas RD. Precisão das avaliações colorimétricas in vivo dos dentes. J Prosthet Dent 1997;77:464-70.

34. Douglas RD, Brewer JD. Aceitabilidade das diferenças de cor em coroas metalo-cerâmicas.

J Prosthet Dent 1998;79:254-60.

35. Okubo SR, Kanawati A, Richards MW, Childress S. Avaliação da correspondência de cores visual e instrumental. J Prosthet Dent 1998;80:642-8.

36. Jahangiri L, Reinhardt SB, Mehra RV, Matheson PB. Relação entre o valor da cor dos dentes e a cor da pele: Um estudo observacional. J Prosthet Dent 2002;87:149-52.

37. Lee YK, Yoon TH, Kim CW, Powers JM. Efeitos do modo de medição da cor e da fonte de luz na cor dos guias de cor. J Oral Rehab 2002;29:1099-107.

38. Marcucci B. Uma técnica de seleção de cor. J Prosthet Dent 2003;89:518-21.

39. Brewer JD, Wee A, Seghi R. Avanços na correspondência de cores. Dent Clin N Am 2004;48:341-58.

40. Hugo B, Witzel T, Klaiber B. Comparação da determinação da cor dos dentes in vivo visual e assistida por computador. Clinical Oral Investigations. 2005 Dez 1;9(4):244-50

41. Kim-Pusateri S, Brewer JD, Davis EL, Wee AG. Fiabilidade e precisão de quatro dispositivos de correspondência de cores dentárias. The Journal of prosthetic dentistry. 2009 Mar 1;101(3):193-9.

42. Haddad HJ, Jakstat HA, Arnetzl G, Borbely J, Vichi A, Dumfahrt H, Renault P, Corcodel N, Pohlen B, Marada G, de Parga JA. Does gender and experience influence shade matching quality? Journal of dentistry. 2009 Jan 1;37:e40-4.

43. Schropp L. Shade matching assistido por fotografia digital e software de computador. Jornal de Dentisteria Protética: Implantologia, Estética e Medicina Dentária Reconstrutiva. 2009 Abr;18(3):235-41.

44. Sharma V, Punia V, Khandelwal M, Punia S, Rao L. A study of relationship between skin color and tooth shade value in Population of Udaipur, Rajasthan. Jornal Internacional de Clínicas Dentárias. 2010 Dec 31;2(4).

45. Witkowski S, Yajima ND, Wolkewitz M, Strub JR. Fiabilidade da seleção da cor utilizando um espetrofotómetro intra-oral. Investigações clínicas orais. 2012 Jun 1;16(3):945-9.

46. Tam WK, Lee HJ. Correspondência de cores dentárias utilizando uma câmara digital. Journal of dentistry. 2012 Dec 1;40:e3-10.

47. Ozat PB, Tuncel I, Eroglu E. Repeatability and reliability of human eye in visual shade selection (Repetibilidade e fiabilidade do olho humano na seleção visual da cor). Jornal de reabilitação oral. 2013 Dec;40(12):958-64.

48. Chitrarsu VK, Chidambaranathan AS, Balasubramaniam M. Análise da correspondência de cores em dentições naturais utilizando um espetrofotómetro digital intra-oral em fontes de luz LED e LED filtrada. Journal of Prosthodontics. 2019 Jan;28(1):e68-73.

49. Burkinshaw SM. A cor em relação à medicina dentária. Fundamentos da ciência da cor. Br Dent J 2004;196:33-41.

50. Billmeyer FW, Saltzman M. Principles of colour technology, Nova Iorque, 1966, John Wiley and Sons, Inc.

51. Rushton WAH. Visual pigments and colour blindness (Pigmentos visuais e daltonismo). Sci Am 1975;234:64.

52. Davidson SP, Myslinski NR. Seleção da cor por pessoal dentário com deficiência de cor. J Prosthet Dent 1990;63:97.

53. Seghi RR, Johnston WM. Estimativa dos erros de medição colorimétrica associados à fluorescência dos dentes naturais. J Dent Res 1992;71:303.

54. Yamamoto M. Cerâmica opalina recentemente desenvolvida e a sua utilização clínica no que respeita aos índices de fratura relativos. I. Significado da opalescência e desenvolvimento da cerâmica opalina. Quintessenz Zahn Tech 1989;15:523.

55. Hegenbarth EA. Efeitos de opalescência em cerâmicas de baixa fusão. Quintessenz Zahn Tech 1991;17:1415.

56. Rosenstiel SF et al. Contemporary fixed prosthodontics, II edição, 1995 USA, 592608.

57. O Brien et al. Distribuição de cor de 3 regiões de dentes humanos extraídos.

Dent Mater 1997;13:179.

58. Rosenstiel SF, Johnston WM. Os efeitos das variáveis manipulativas na cor das restaurações de metal cerâmico. J Prosthet Dent 1988;60:297-303.

59. CIE 1971: Comissão Internacional de Iluminação. Colorimetry: official recommendations of the international Commission on illumination, publication CIE No 15 (E-1.3.1), Bureau Central de la CIE, Paris.

60. Johnston WM, Kao EC. Avaliação da correspondência de aparência por observação visual e colorimetria clínica. J Dent Res 1989;65:819-22.

61. Douglas RD, Brewer JD. Variabilidade da reprodução da cor da porcelana por um laboratório comercial. J Prosthet Dent 2003;90:339-46.

62. Schwabacher WB, Goodkind RJ, Lua MJR. Interdependência de matiz, valor e croma na região média dos dentes anteriores humanos. J Prosthod 1994;3:188-92.

63. Evans RM. An introduction to colour. Nova Iorque, 1963, Willey and sons.

64. Lemire P, Burke B. Colour in dentistry (Cor na medicina dentária). J.M.Ney Co., 1955:66-79.

65. Burke B. Porcelana dentária: O estado da arte - 1977 - Cor e estética. Universidade do Sul da Califórnia, Los Angeles, 1977:293-5.

66. Pincus C. Porcelana: O estado da arte - 1977 - Cor e estética. Universidade do Sul da Califórnia, Los Angeles, 1977.

67. Eissman H. Porcelana dentária: The state of the art - 1977- Visual perception and tooth contour. Universidade do Sul da Califórnia, Los Angeles, 1977.

68. Clark EB. O problema da cor em medicina dentária. Dent Diag

1931;37:499,571,646,732,815.

69. Binns DB. As propriedades físicas e químicas da porcelana dentária. In: Porcelana dentária: O estado da arte - 1977. Los Angeles: University of Southern California, 1977:25-34.

70. Miller L. Organizar a cor na medicina dentária. J Am Dent Assoc (edição especial) 1987:26-40.

72. Riley EJ, Sozio RB, Amdur BH, Sanderson IR. Visualização da cor durante a construção da porcelana utilizando um aglutinante líquido orgânico. Quint Dent Technol 1985;9:637-41.

73. Riley EJ, Sanderson IR, Sozio RB. Determinação, comunicação e realização da sombra. Uma nova abordagem. Quintessence Int 1986;17:736-44.

74. Riley EJ, Filipancic JM. Determinação da cor da cerâmica: Técnica atual para uma abordagem direta. Int J Prosthodont 1989;2:131-7.

75. Ware OH. Seleção personalizada da cor. J Prosthet Dent 1984;52:449-50.

76. Goodkind RJ, Keenan K, Schwabacher WB. Uma comparação de medidas cromáticas e espectrofotométricas de 100 dentes naturais. J Prosthet Dent 1985:53:1059.

77. Seghi RR, Johnston WM, O Brien WJ. Assistência ao desempenho de dispositivos colorimétricos em porcelanas dentárias. J Dent Res 1989;68:1755-9.

78. Haywood VB, Leonard RH, Nelson CF, Brunson WD. Eficácia, efeitos secundários e estado a longo prazo do branqueamento vital com proteção nocturna. J Am Dent Assoc 1994;125:1219-26.

79. Gage HP, Macbeth N. Filters for artificial day lighting, their grading and use, in transactions of the illuminating engineering society, 1936;31:995.

80. Hammad IA, Stein RS. Um estudo qualitativo para a ligação e cor de Ceramometals. Parte II. J Prosthet Dent 1991;65:169-79.

81. Johnson DL, Stratton RJ. Fundamentos de prótese dentária removível. Chicago: Quintessence, 1980:289-307.

82. Culpepper WD. Um estudo comparativo de procedimentos de correspondência de cores. J Prosthet Dent 1970;24:166-73.

83. Young L, Glaros AG, Moore DJ, Collins JF. Avaliação das diferenças de cor em próteses de resina acrílica e dentes naturais. J Prosthet Dent 1994;71:575-80.

84. Winkler S, Vernon HM. Coloração de resinas acrílicas para bases de dentaduras. J Prosthet Dent 1978;40;4-7.

85. Knispel G. Factores que afectam o processo de correspondência de cores entre materiais de restauração e dentes naturais. Quintessence Int 1989;22:525-31.

86. Swift EJ, Hammel SA, Lund PS. Avaliação colorimétrica de compósitos de resina vita shade. Int J Prosthodont 1994;7:356-61.

87. Cohn LA. Coloração de restaurações de resina acrílica. J Prosthet Dent 1957;7:400.

88. Oliva RA. Sombreamento personalizado de coroas provisórias de resina acrílica. J Prosthet Dent 1980;44:154.

89. Christensen LC. Caracterização da cor de restaurações provisórias. J Prosthet

Dent 1981;46:631-3.

90. Scotti R, Mascellani SC, Forniti F. A estabilidade de cor in vivo da resina acrílica para restaurações provisórias. Int J Prosthodont 1997;10:164-8.

91. Asmussen E. Um teste acelerado para a estabilidade da cor de resinas de restauração. Ata Odontol Scand 1981;39:329-32.

92. Davis BK, Aquilino SA, Lund PS, Diaz-Arnold AM, Denehy GE. Avaliação colorimétrica do efeito da opacidade da porcelana na cor resultante das facetas de porcelana. Int J Prosthodont 1992;5:130-6.

93. Heffernan MJ, Aquilino SA, Diaz-Arnold AM, Haselton DR, Stanford CM, Vargas MA. Translucidez relativa de seis sistemas de cerâmica pura. Parte I: materiais de núcleo. J Prosthet Dent 2002;88:4-9.

94. Vichi A, Ferrari M, Davidson CL. Influência da cerâmica e da espessura do cimento no mascaramento de vários tipos de pinos opacos. J Prosthet Dent 2000;83:412-7.

95. Barath VS, Faber FJ, Westland S, Niedermeier W. Análise espectrofotométrica de materiais de cerâmica pura e a sua interação com agentes de cimentação e diferentes fundos. Adv Dent Res 2003;17:55-60.

96. Kiuchi H, Nagai E. Procedimento de prótese completa estética (em japonês). QDT 1989;14:1429-38.

97. Preston JD, Bergen SF. Ciência da cor e arte dentária. St Louis: Mosby 1980:3-18.

98. Beumer III J, Curtis TA, Firtell DN: Reabilitação maxilofacial: Prosthodontic and surgical considerations. St Louis: CV Mosby,1979;323-8.

99. Tashma J. Coloração de somatopróteses. J Prosthet Dent 1967;17:303-5.

100. Fine l, Dip H. A cor e a sua aplicação em próteses maxilofaciais. J Prosthet Dent

1978;39:188-92.

101. Cantor R, Webber RL, Stroud L et al. métodos de avaliação de materiais protéticos faciais. J Prosthet Dent 1969;21:324-32.

102. Godoy AJ, Lemon JC, Nakamura SH, King GE. Um guia de cores para próteses faciais de resina acrílica. J Prosthet Dent 1992;68:120-2.

103. Sorensen JA, Torres TJ. Melhoria da correspondência de cores de restaurações metalo-cerâmicas. Parte III: Inovações na aplicação de porcelana. J Prosthet Dent 1988;59:1-7.

104. Shaffner VB, Jones DW. A influência da mistura de pó de porcelana na cor: Um estudo clínico e laboratorial utilizando um sistema de análise de cor personalizado. J Prosthet Dent 1988;60:425-32.

105. Evans DB, Barghi N, Malloy CM, Windeler AS. A influência do método de condensação na porosidade e na cor da porcelana corporal. J Prosthet Dent 1990;63:380-9. 106. Barghi N, Lorenzana RE. Espessura óptima da porcelana opaca e de corpo. J Prosthet dent 1982;48:429-31.

107. Broadbelt RHW, O Brien WJ, Fan PL. Translucidez das porcelanas dentárias. J Dent Res 1980;59:70-5.

108. Van der Burgt TP, Ten Bosch JJ, Borsboon PCF, Plasschaert AJB. Um novo método para fazer corresponder as cores dos dentes com padrões de cor. J Dent Res 1985;64:837-41.

109. Mulla FA, Weiner S. Efeitos da temperatura na estabilidade da cor dos corantes de porcelana. J Prosthet Dent 1991;65:507-12.

110. Crispin BJ, Hewlett E, Seghi R. Estabilidade relativa da cor de manchas cerâmicas sujeitas a temperaturas de vidragem. J Prosthet Dent 1991;66:20-3.

111. Lund PS, Piotrowski TJ. Alterações de cor dos corantes de superfície de porcelana resultantes da cozedura. Int J Prosthodont 1992;5:22-7.

112. Welsh SL. Modificação da cor de restaurações de porcelana. J Prosthet Dent 1977;37:466-8.

113. Granger RG. Estética dinâmica em próteses fixas revestidas a porcelana. J Prosthet Dent 1974;32:534-43.

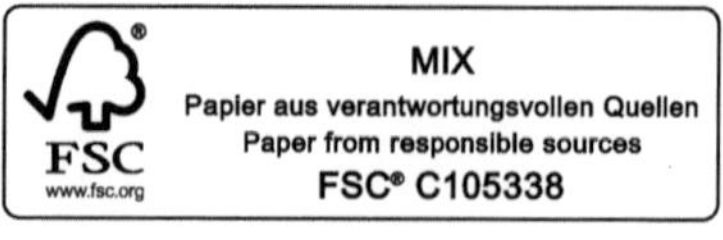

Printed by Books on Demand GmbH, Norderstedt / Germany